Eleonora Dzoljic

Óxido Nítrico e Sistema Nervoso Central

Eleonora Dzoljic

Óxido Nítrico e Sistema Nervoso Central

ScienciaScripts

Imprint

Any brand names and product names mentioned in this book are subject to trademark, brand or patent protection and are trademarks or registered trademarks of their respective holders. The use of brand names, product names, common names, trade names, product descriptions etc. even without a particular marking in this work is in no way to be construed to mean that such names may be regarded as unrestricted in respect of trademark and brand protection legislation and could thus be used by anyone.

Cover image: www.ingimage.com

This book is a translation from the original published under ISBN 978-3-8383-5608-2.

Publisher:
Sciencia Scripts
is a trademark of
Dodo Books Indian Ocean Ltd. and OmniScriptum S.R.L publishing group

120 High Road, East Finchley, London, N2 9ED, United Kingdom
Str. Armeneasca 28/1, office 1, Chisinau MD-2012, Republic of Moldova, Europe
Printed at: see last page
ISBN: 978-620-7-95105-5

Eleonora Dzoljic
O óxido nítrico e o sistema nervoso central /Eleonora Dzoljic
Tese da Universidade Erasmus de Roterdão. - Com referências e resumo em neerlandês
Cabeçalhos do assunto: sistema nervoso central / convulsão / óxido nítrico / locomoção / vigilância © Eleonora
Dzoljic 1998

Aos meus professores

ÍNDICE DE CONTEÚDOS:

PREFÁCIO

Durante os últimos dez anos, vários investigadores referiram que os efeitos biológicos do fator de relaxamento derivado do endotélio (EDRF; Furchgott e Zawadzki, 1980) são na realidade actividades de uma molécula sinalizadora, o *óxido nítrico* (NO; Moncada *el al.*, 1988). Esta molécula é sintetizada pelas células vasculares endoteliais (Palmer *et al.*, 1987, 1988; Ignarro, 1990).

O NO endógeno está envolvido em muitos processos biológicos. O caranguejo-ferradura *(Limnlns polypherus),* que existe há 500 milhões de anos, sintetiza NO a partir de L-arginina para evitar a agregação dos seus hemócitos circulantes (Radomski *et al.,* 1991), enquanto o inseto sugador de sangue *Rhodnius prolixus* utiliza NO nas suas presas para vasodilatação e anti-agregação plaquetária (Ribeiro *et al.,* 1993). O peixe dourado *Carassius auratus* (Bruning *et al.,* 1995) e a rã *Xenopus laevis* (Bruning e Mayer, 1996) utilizam o NO como molécula de sinalização neuronal.

Acumularam-se provas de que o NO endógeno regula não só os vasos sanguíneos dos mamíferos, mas também muitos outros sistemas (Moncada e Higgs, 1991). Quase todas as células/sistemas dos mamíferos estão sob a influência do NO, envolvendo o relaxamento dependente do endotélio (Furchgott e Zawadzki, 1980), a neurotransmissão (Garthwaite *et al.,* 1988; Gillespie *et al.,* 1989) e a resposta imunitária mediada por células (Nathan e Hibbs, 1991). Apropriadamente, o NO foi proclamado como *a Molécula do Ano* em 1992 pela revista *Science* (Koshland, 1992).

Além disso, os efeitos benéficos do trinitrato de glicerilo nas doenças coronárias, conhecidos desde 1867, foram recentemente explicados pelo NO (AnggArd, 1994). Alfred Nobel, que inventou a nitroglicerina, utilizou ele próprio este medicamento para aliviar os seus problemas coronários (Snyder e Bredt, 1992; Hblschere/ *al.,* 1995).

Recentemente, verificou-se que o NO pode exercer efeitos não só citoprotectores mas também citotóxicos em células de mamíferos (Snyder e Bredt, 1992; Kroncke *et al.,* 1997). Além disso, foi demonstrado que a clarificação do duplo efeito do NO pode ter implicações na medicina clínica com oportunidades terapêuticas (Snyder, 1993; Schmidt e Walter, 1994; Vallance e Moncada, 1994). Assim, o principal objetivo desta tese é realçar a importância desta molécula, particularmente na neurofanacologia.

Referências

Anggard E. Nitric oxide: mediator, murderer and medicine. *Lancet* 343:1199-1206,1994.

Bruning G, Katzbach R, Mayer B. Histochemical and immunocytochemical localization of nitric oxide synthase in the central nervous system of the goldfish, carassius auratus. *J Comp Neurol* 358:353-382,1995.

Bruning G, Mayer B. Localization of nitric oxide synthase in the brain of the frog, Xenopus Laevis. *Brain Res* 741:331 -341,1996.

Furchgott RF, Zawadzki TV. The obligatory role of endothelial cells in the relaxation of arterial smooth muscle by acetylcholine (O papel obrigatório das células endoteliais no relaxamento do músculo liso arterial pela acetilcolina). *Nature* 288:373-376, 1980.

Garthwaite J, Charles SL, Chess-Williams R. Endothelium-derived relaxing fator released on activation of NMDA receptors suggest a'role as intracellular messenger in the brain. *Nature* 336:385-388,1988.

Gillespie JS, Lui X, Martin W. The effects of L-arginine and N^a -monomethyl-L-arginine on the response of the rat anococcygcus to NANC nerve stimulation. *Br J Pharmacol* 98:1080-1982, 1989.

Holscher C, Doyle CA, McGlincliey L, Anwyl R, Rowan MR. Um inibidor seletivo da óxido nítrico sintase neuronal prejudica a aprendizagem espacial no rato. Resumo, *Society for Neuroscience,* San Diego, EUA, novembro de 1995.

Ignarro LJ. Biosynthesis and metabolism of endothelium-derived nitric oxide. *Ann Rev Pharmacol Toxicol* 30:535-560,1990.

Kroncke KD, Fehsel K, Kolb-Bachofen V. Nitric oxide: cytotoxicity versus cytoprotection: why, when, and where? *Nitric oxide* 1:107-120,1997.

Koshland DE. A molécula do ano. *Science* 258:17861, 1992.

Moncada S, Radomski MW, Palmer RMJ. Fator de relaxamento derivado do endotélio: Identificação como óxido nítrico e papel no controlo do tónus vascular e da função plaquetária. *Biochem Pharmacol* 37:2495-2501,1988.

Moncada S, Higgs EA. Endogenous nitric oxide: physiology, pathology and clinical relevance. *EurJ* C/JM Znves/21:361-374, 1991.

Nathan C, Hibbs JB. Role of nitric oxide synthase in macrophage antimicrobial activity. *Curr Opin Immunol* 3'.65-lQ, 1991.

Palmer RMJ, Ferrige AG, Moncada S, Nitric oxide release accounts for the biological activity of endothelium-derived relaxing fator. *Nature* 327:524-526, 1987.

Palmer RMJ, Ashton DS, Moncada S. Vascular endothelial cells synthesise nitric oxide from L-arginine. *Nature* 333:664-666, 1988.

Radomski MW, Martin JF, Moncada S. Synthesis of nitric oxide by the haemocytes of the American horseshoe crab (Limulus polypherus). *Philos Trans R Soc,* Lond 334:129-133,1991.

Ribeiro JMC, Hazzard JMH, Nussenzveig RH, Champagne DE, Walker FA. Reversible binding of nitric oxide by a salivary haem protein from a blood-sucking insect. *Science* 260:539-541,1993.

Schmidt HHHW, Walter U. NO at work. *Cell* 78:919-925, 1994.

Snyder SH, Bredt DS. Biological roles of nitric oxide. *Scientific American* 5:28-35, 1992.

Snyder SH. Janus faces of nitric oxide. *Nature* 364:577, 1993.

Vallance P, Moncada S. Nitric oxide-from mediator to medicines. *J Royal Coll Phys,* Londres 28:209-219,1994.

CAPÍTULO 1

ÓXIDO NÍTRICO: SÍNTESE, MECANISMO DE ACÇÃO E DISTRIBUIÇÃO

1.1 Isoenzimas da óxido nítrico sintase

O gás óxido nítrico (NO) é uma molécula sinalizadora reactiva e permeável à membrana, com uma vida média de cerca de 15 s (Snyder e Bredt, 1992). O transmissor não convencional NO não parece ser pré-armazenado ou embalado em vesículas, mas é sintetizado a pedido com uma difusão rápida a partir do seu local de produção em direção aleatória (Lundberg, 1996). Por conseguinte, grande parte da compreensão das suas funções deriva da caraterização da enzima sintetizadora óxido nítrico sintase (NOS).

Até à data, foram purificadas e caracterizadas bioquimicamente três isoenzimas NOS estruturalmente distintas. A distinção pode ser feita com base na sensibilidade à estimulação com Ca^{2+}, nos genes distintos que foram clonados/sequenciados e na localização celular/organismo (Bredt *et al.*, 1991 a,b; Nathan e Hibbs, 1991; Lowenstein *et al.*, 1994). A NOS neuronal (n-NOS) ou cerebral (b-NOS), designada por NOS-1 (Knowles *et al.*, 1989; Bredt *et al.*, 1990) e a NOS endotelial (e-NOS), por vezes designada por NOS-3 (Knowles e Moncada, 1992; Marsden *et al.*, 1992) são constitutivamente expressas (NOS constitutiva; c-NOS) e reguladas pela concentração intracelular de Ca livre^{2+}. A terceira isoenzima é independente de Ca^2 * e induzida por citocinas (NOS induzível; i-NOS; NOS-2; Hibbs *et al.*, 1988; Moncada *et al.*, 1988). No entanto, resultados recentes revelaram que ambas as c-NOSs também podem ser reguladas positivamente (induzidas) durante a isquémia cerebral focal, seguida de uma indução tardia da i-NOS (ladecola, 1997). As três isoenzimas NOS distintas (n-NOS, e-NOS e i-NOS) são derivadas de três genes diferentes, que se encontram nos cliromossornes humanos 12, 7 e 17, respetivamente (Wang e Marsed, 1995). Uma comparação das NOSs mostra uma grande semelhança na estrutura, com uma homologia global de cerca de 50%, exceto o terminal amino, que é único para cada isoenzima (Vallance e Moncada, 1994). Ao contrário da n-NOS e da i-NOS, que são maioritariamente citosólicas, a e-NOS está predominantemente (>90%) ligada à membrana (Snyder e Bredt, 1992).

1.1.1 Óxido nítrico sintases constitutivas; n-NOS e e-NOS

A e-NOS e a n-NOS são consideradas c-NOSs porque estão presentes como constituintes normais das células saudáveis e sintetizam NO a pedido em curtos períodos de tempo (segundos-minutos) após a ativação enzimática pela calmodulina, na sequência de elevações das concentrações intracelulares de Ca^{2+} (Moncada *et al.*, 1991). A c-NOS produz quantidades relativamente pequenas (picomols) de NO, que produz alterações nas células alvo através da ativação da guanilil ciclase solúvel (Kiechle e Malinski, 1993; Presta *etal*, 1997).

l.J.J.l n-NOS. A n-NOS foi encontrada em várias células neuronais, epiteliais e musculares esqueléticas (Bredt *et al*, 1991c; Schmidt *et al*, 1992; Nakane *et al*, 1993). No sistema nervoso central (SNC), a n-NOS está distribuída em muitas áreas cerebrais (ver pormenores no capítulo 1.5, Bredt *et al*, 1991c) e na espinal medula (Dawson *et al.*, 1991). A expressão mais elevada encontra-se no cerebelo (Bredt *et al.*, 1991). A distribuição no cérebro não é exclusivamente neuronal, porque recentemente a n-NOS também foi encontrada nos astrócitos (Murphy *et al.*, 1995). Durante o desenvolvimento embrionário, a presença importante de n-NOS ocorre num sistema neuronal em desenvolvimento, desde gânglios sensoriais, neurónios olfactivos, até ao tálamo e ao córtex cerebral (Bredt e Snyder, 1994).

No sistema nervoso autónomo e periférico (SNP), a n-NOS está localizada em neurónios não-adrenérgicos não-colinérgicos (NANC, nitrérgicos) (Rand *et al.*, 1995), na retina (Bredt *et al.*, 1990), no sistema cardiovascular (Forsterman *et al*, 1993), anastomoses arteriovenosas (Funk *et al.*, 1994), pulmão (Belvisi *et al.*, 1992), sistema gastrointestinal (Mearin *et al.*, 1993), trato geniturinário (Leone *et al.*, 1994) e sistema sensorial (Vincent e Hope, 1992). Além disso, a vasculatura cerebral é densamente inervada por neurónios NANC encontrados nas camadas adventícias (Bredt *et al.*, 1990; Faraci *et al.*, 1994). Na vasculatura periférica, a inervação das NANC do corpo cavernoso humano foi demonstrada como um fator importante no mecanismo da ereção peniana (Leone *et al.*, 1994).

Fora do sistema nervoso, a n-NOS está localizada na pituitária anterior, na medula suprarrenal, na mácula densa do rim (Snyder e Bredt, 1991), no epitélio do trato respiratório (Kobzik *et al.*, 1993), nas fibras de contração rápida no sarcolema (Nakane *et al.*,', 1993, Kobzbik *et al.*, 1994) e na junção neuromuscular (Chao *et al.*, 1997) do músculo estriado somático e visceral (Grozdanovic *et al.*, 1995a), incluindo o miocárdio (Silvagno *et al.*, 1996). A expressão da n-NOS na região do sarcolema do músculo estriado visceral e somático tem sido independente da espécie (Grozdanovic *et al.*, 1995 b). A n-NOS no músculo estriado, ao contrário de outras n-NOS, é ligeiramente mais maciça e concentrada na membrana (não no citosol como outras n-NOSs). Esta nova isoenzima da n-NOS, denominada *n-NOS-p,* tem uma atividade catalítica semelhante à da n-NOS expressa no cerebelo, mas com uma função exclusiva no músculo esquelético e no coração (Silvagno *et al.*, 1996).

A estimulação do recetor excitatório N-metil-D-aspartato (NMDA) pelo glutamato (GLU) leva à abertura de canais iónicos de Ca^{2+}, aumentando a concentração intracelular de Ca^{2+} e a ativação da n-NOS (Garthwaite *et al.*, 1988). Recentemente, verificou-se que o aumento da produção de NO na isquémia cerebral focal é acompanhado por uma regulação positiva (indução) da atividade da n-NOS e da expressão do gene da n-NOS. O aumento da atividade da NOS corresponde a um aumento do mRNA da n-NOS e do número de neurónios imunorreativos à n-NOS (Iadecola, 1997). Além disso, após uma lesão no SNC ou no SNP, são encontrados níveis elevados de n-NOS em neurónios que normalmente não expressam n-NOS (Snyder, 1994), *1.1.1.2 e-NOS.* A e-NOS é uma enzima expressa constitutivamente, encontrada no endotélio das artérias humanas (Yang *et al,* 1991), arteríolas (Woolfson *et al.*, 1990), veias (Vallance *el al.*, 1989; Janssens *et al.*, 1992), plaquetas (Radomski *et al.*, 1990), endocárdio (Finkel *et al.*, 1992; Henderson *et al.*, 1992). No entanto, resultados recentes mostraram que a e-NOS, para além dos vasos sanguíneos, também está presente em várias estruturas neuronais do cérebro, incluindo o hipocampo. Este facto apoia a ideia de que o NO pode ter um papel nos processos de memória (Snyder, 1994).

Os activadores da e-NOS são substâncias libertadas pelos nervos, como a acetilcolina (Ach), a bradicinina, a substância P e as substâncias libertadas pelas plaquetas (por exemplo, a trombina e a serotonina [5-HT]). Estes aumentam o Ca livre intracelular^{2+} e, por conseguinte, provocam a ativação da e-NOS. A e-NOS também pode ser regulada positivamente (induzida). Foi demonstrado que o exercício crónico em cães é um estímulo para a expressão do gene e-NOS das células endoteliais, o que pode explicar os efeitos benéficos do exercício físico (Sessa *et al.*, 1994).

1.1.2 Óxido Nítrico Sintase Induzível

A i-NOS é independente do Ca^{2t}, uma vez que contém calmodulina fortemente ligada (Cho *et al.*, 1992). É induzida por produtos de infeção, incluindo endotoxinas bacterianas (Hibbs *et al.*, 1988) e exotoxinas (Zembowicz *et al,* 1992), bem como por citocinas inflamatórias, como o fator de necrose tumoral, o interferão gama e as interleucinas 1 e 2 (Vallance e Moncada, 1993). A i-NOS não é um constituinte normal das células, mas é induzida nas células imunitárias (macrófagos, neutrófilos, monócitos; Vallance e Moncada, 1993, 1994; Snyder, 1994) e em muitas outras células, como as do endotélio vascular, do músculo liso, do miocárdio, do pulmão e do fígado. A i-NOS também pode ser expressa nos astrócitos cerebrais, bem como nas células gliais da retina (Murphy *el al.*, 1995). As elevadas concentrações de NO produzidas pela i-NOS têm efeitos citostáticos sobre os microrganismos parasitas e as células tumorais. Uma vez expressa, a enzima gera continuamente grandes quantidades (nanomols) de NO, durante períodos de muitas horas ou dias. No entanto, o NO libertado em quantidades superiores produzido pela i-NOS pode ter efeitos tóxicos adicionais. Interage com enzimas centradas no ferro-enxofre, prejudica a respiração mitocondrial (Hibbs *el al.*, 1988; Stadler *el al.*, 1991) e pode danificar o ADN (Nguyen *el al.*, 1992). Além disso, a libertação contínua de quantidades elevadas de NO actua com o anião superóxido, também segregado pelas células imunitárias activadas, causando lesões oxidativas e morte celular. A reação do NO com o superóxido pode levar à formação de outros intermediários tóxicos mais estáveis do oxigénio reativo, incluindo o peroxinitrato e o anião hidroxilo (Beckmen *el al.*, 1990). É concebível que a síntese constante e não regulada de NO e a citotoxicidade se correlacionem normalmente com a atividade da i-NOS e não com a produção regulada de NO pelas duas c-NOSs (com possíveis excepções em lesões cerebrais; Kroncke *el al.*, 1997).

1.2 Biossíntese do óxido nítrico

A NOS catalisa a oxidação do aminoácido semi-essencial L-arginina (L-Arg) em quantidades iguais de NO e L-citrulina (Mayer *et al.*, 1989; Palmer e Moncada, 1989; Moncada *el al.*, 1991). A oxidação do substrato ocorre num ferro hemático e requer nicotina amida dinucleótido fosfato (NADPH, Pollock *et al.*, 1991). O subproduto L-citrulina é reciclado de volta para L-Arg (Hecker *et al.*, 1990); este processo pode ser bloqueado pela L-glutamina (Lee *et al.*, 1996). Este ciclo tem duas funções: uma função excretora para eliminar o excesso de azoto criado pelo metabolismo celular e uma função secretora para regenerar o L-Arg para a síntese de NO (AnggArd, 1994).

1.2.1 *Ca^e Biossíntese do Óxido Nítrico*
No cérebro, o influxo de Ca^2 * através dos canais do recetor GLU NMDA estimula a calmodulina, activando assim a n-NOS. Este modo de ação explica a capacidade do GLU ou da despolarização neuronal para estimular a formação de NO numa questão de segundos. Nas células endoteliais, as substâncias biogénicas, como a Ach e a bradicinina, que actuam nos locais receptores, mobilizam o Ca intracelular^2 *, que ativa a e-NOS. Assim, a c-NOSs regulada pelo Ca^2 liberta NO, que medeia eventos rápidos como a neurotransmissão e a dilatação dos vasos sanguíneos. A exigência de Ca^2 * para a atividade da NOS reflecte a afinidade do Ca^2 * pelo cofator calmodulina da NOS (Abu-Soud e Stuehr, 1993). A ligação do L-Arg, no entanto, não é afetada pelo Ca^2 * ou pela calmodulina (White e Marietta, 1992). Em contrapartida, a i-NOS gera NO com níveis intracelulares de Ca^2 * em repouso (Mayer, 1995),

1.2.2 *L-Arginina como substrato da óxido nítrico sintase*
A produção de NO pela NOS activada por Ca^2 */calmodulina é ainda controlada pela disponibilidade intracelular de substrato e cofactores. Normalmente, os níveis de L-Arg são suficientes para a biossíntese contínua de NO. O conteúdo de L-Arg livre no cérebro total é de cerca de 10 pmol por 100 g de peso húmido (Mayer, 1995), uma concentração suficiente para a saturação da NOS. No entanto, vários estudos *in vivo* e *in vitro* demonstraram efeitos biológicos da administração de L-Arg. A formação de NO estimulada pelo L-Arg indica que a NOS pode não estar saturada de substrato em determinadas áreas cerebrais (Buchmann *et al.*, 1996). Além disso, os neurónios podem depender do transporte do substrato da NOS a partir das reservas de L-Arg. Tal como observado em culturas de células endoteliais, macrófagos e células neuronais (Sclunidt *et al.*, 1993, 1994), um sistema de transporte específico é responsável pela absorção de L-Arg. Este sistema de transporte é igualmente importante para vários aminoácidos de base que podem reduzir de forma competitiva a disponibilidade intracelular de L-Arg. Foi relatado que a deficiência de L-Arg não só diminuiria as taxas de formação de NO, como também poderia induzir a geração de aniões superóxido e peróxido de hidrogénio, que podem participar na neurotoxicidade. Assim, a toxicidade do NO parece ser concomitante com a produção de superóxido, precisamente o produto da NOS sob disponibilidade reduzida de L-Arg (Mayer, 1995).

1.2.3 *Cofactores da óxido nítrico sintase*
Todas as isoenzimas da NOS são hemoproteínas (White e Marietta, 1992) e necessitam de cofactores para a sua plena atividade: flavina mononucleótido (FMN), flavina adenina dinucleótido (FAD), NADPH e tetrahidrobiopterina (H4B, Moncada *et al.*, 1991; Klatt *et al.*, 1966). A concentração intracelular de NOS é regulada pela disponibilidade de H4B (Brand *et al.*, 1994).

1.3 Inibidores da óxido nítrico sintase
Os fármacos bloqueadores da NOS têm sido essenciais para avaliar o papel do NO nos processos fisiológicos e fisiopatológicos. Por conseguinte, podem ter uma importância particular na medicina, com possíveis implicações terapêuticas.

1.3.1 *Inibidores "selectivos" da n-NOS*
1.3.1.1 Derivados do indazol. Os derivados do indazol são inibidores relativamente selectivos da n-NOS. Recentemente, o 7-nitro indazol (7-NI) foi descrito como um fármaco bloqueador da NOS com seletividade *in vitro* e *in vivo* para a n-NOS (Babbedge *et al.*, 1993; Moore *et al.*, 1993a,b). Este composto bastante simples não apresenta semelhanças estruturais com o L-Arg ou qualquer dos cofactores conhecidos da NOS (Fig. 1.1).

A inibição da n-NOS pelo 7-NI demonstrou ser reversível (Wolff e Gribin, 1994), competitiva com o L-Arg (Babbedge *e col.*, 1993) e também com o H4B (Klatt *e col.*, 1994b). Estes dados sugerem que a ligação do fármaco ocorre num local distinto que interage com os domínios de ligação tanto para o L-Arg como para o H4B. Foi proposto que o efeito inibitório da 7-NI é uma consequência da sua ligação ao grupo heme da NOS, resultando numa diminuição das afinidades da enzima para o L-Arg e o H4B, o que explica a seletividade para a n-NOS (Klatt *et al.*, 1994b). Além disso, foi relatado que o 7-NI bloqueia a formação de peróxido de hidrogénio, que é catalisado pela NOS na diminuição da disponibilidade de L-Arg. Assim, o 7-NI assemelha-se ao imidazol, um conhecido inibidor da NOS no local da hemácia (Mayer *et al.*, 1994, 1995). A inibição da n-NOS pelo 7-NI (efeito máximo: 0,5-1 h após injeção i.p.) é relativamente curta, com recuperação completa às 4 h (administração oral) ou 24 h (injeção i.p.) em muitas regiões cerebrais (Babbedge *et al.*, 1993; MacKenzie *et al.*, 1994),

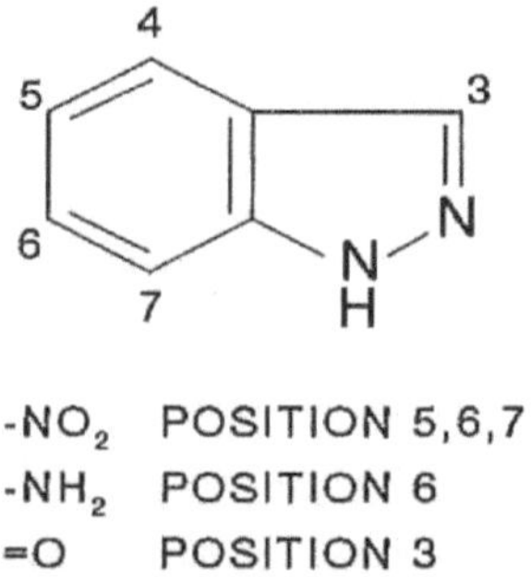

Figura 1.1 Estrutura dos derivados do indazol mostrando os pontos de substituição.

A disponibilidade de inibidores estruturalmente distintos selectivos para a n-NOS permite a possibilidade de dissociar os efeitos da n-NOS da e-NOS e da i-NOS. Foi referido que a inibição potente e selectiva da n-NOS, em comparação com a e-NOS e a i-NOS, pode ser útil no tratamento da isquémia cerebral (acidente vascular cerebral) e de outras doenças neurodegenerativas (Furfine *et al.*, 1994). O 7-NI pode ser um ponto de partida valioso para o desenvolvimento de inibidores selectivos da n-NOS de ação central, sem efeitos secundários cardiovasculares, que sirvam de instrumentos para o estudo dos efeitos farmacológicos centrais do NO (Mayer, 1995). Foi recentemente demonstrado que a outra substância derivada do indazol, o 3-bromo-7-nitro-indazol (3-Br-7-NI; Fig. 1.2) é aproximadamente 4 vezes mais potente do que o 7-NI na inibição da n-NOS (Bland-Ward e Moore, 1995). Contudo, ao contrário do 7-NI, que não afecta a pressão arterial (Moore *et al.*, 1993a,b), os efeitos cardiovasculares do 3-Br-7-NI são ainda desconhecidos (Bland-Ward e Moore, 1995). *1.3.1.2 Derivado imidazólico.* Apresentam também alguma seletividade em relação à n-NOS. Tal como o 7-NI, o imidazol e o seu derivado l-(2-trifluorometilfenil) imidazol (TRIM, Fig. 1.3) são inibidores da NOS no local da hemina (Mayer *et al.*, 1994; 1995). Para além do 7-NI e do 3-Br-7-NI (Fig. 1.1, 1.2; Bland-Ward e Moore, 1995), o TRIM interfere com a ligação do L-Arg e do H4B à NOS, o que sublinha a seletividade para a n-NOS (Handy e Moore, 1997). Os seus efeitos são também competitivamente reversíveis pelo L-Arg (Handy *et al.*, 1995; Handy e Moore, 1997). Tal como a 7-NI, que inibe a n-NOS ' de forma selectiva e com pouco efeito sobre a e-NOS *in vivo* (Babbedge *et al.*, 1993; Moore *et al.*, 1993a), a TRIM também não tem efeitos cardiovasculares *in vivo* (Handy *etaL*, 1995).

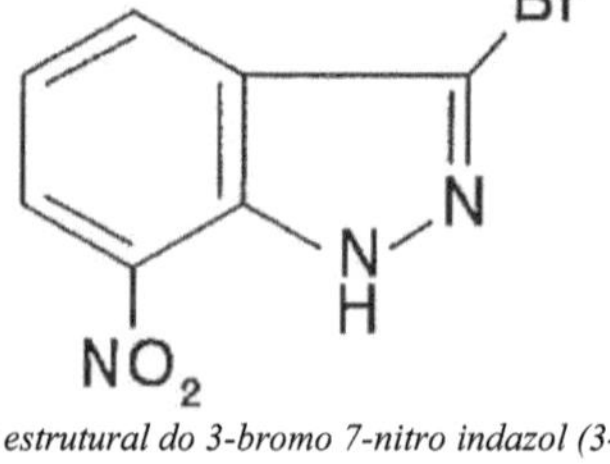

Figura 1.2 Fórmula estrutural do 3-bromo 7-nitro indazol (3-Br-7-Nl). Mw:242.

No que diz respeito a novos inibidores selectivos da n-NOS, foi referido que a delta-(S-metilisotioureido)-L-norvalina apresenta um efeito inibidor mais de 40 vezes mais fraco sobre outras isoenzimas da NOS e reduz o tamanho da isquemia cerebral focal (Nagafuji *et al.*, 1995).

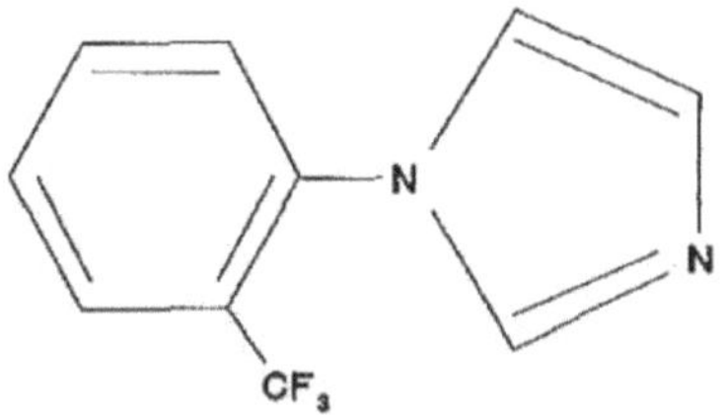

Figura 1.3 Fórmula estrutural do 1-(2-trifluoro metilfenil) imidazol (TRIM). Mw:212.

1.3.2 Inibidores "selectivos" da i-NOS

É de considerável interesse encontrar inibidores que sejam mais selectivos para a i-NOS, porque assim um sistema de NO hiperativo poderia ser amortecido sem influenciar qualquer libertação constitutiva de NO. Até à data, o sucesso tem sido limitado. Ao contrário da maioria dos inibidores da NOS derivados do L-Arg, algumas guanidino e S-alquil-isotioureias, em particular a aminoetil-isotioureia (Southan *et al.*, 1996) e a S-etil-isotioureia, mostram seletividade para a i-NOS em relação à n-NOS e à e-NOS, com várias aplicações terapêuticas potenciais, como o tratamento da sépsis e de doenças auto-imunes (Tracey *et al.*, 1995). No entanto, poderá ser necessário desenvolver inlribidores da i-NOS com uma seletividade ainda maior para aplicações terapêuticas. A aminoguanidina é também um inibidor fraco mas seletivo da i-NOS e está a ser explorado clinicamente (Misko *et al.*, 1993).

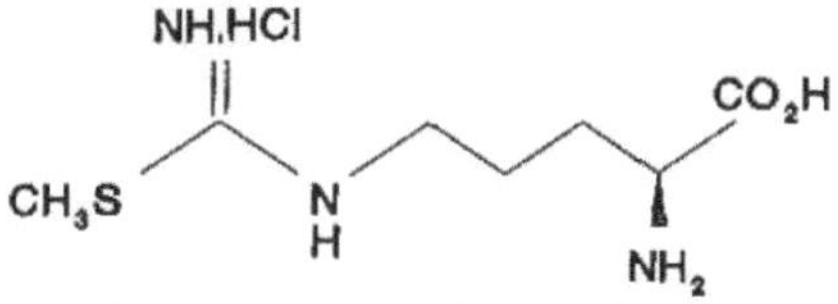

Figura 1,4 Fórmula estrutural da S-metil-L~tiocitrulina (S-Me-TC). Mw:266.

1.1.3 Inibidores não específicos da NOS

1.1.3.1 Derivados da citrulina. Foi referido que a S-metil-L-tiocitrulina (S-Me-TC, Fig. 1.4) é o inibidor mais potente da n-NOS e da i-NOS descrito até à data (Narayanan *et al.*, 1994), embora este composto seja cerca de 15 vezes mais seletivo para a n-NOS do que para a e-NOS (Furfine *et al.*, 1994). A inibição é reversível, estereoselectiva e competitiva com o L-Arg. Em contraste com os derivados do indazol e do imidazol, a S-Me-TC tem uma forte atividade pressora que inverte a hipotensão no choque sético (Narayanan *et al.*, 1995; Joly *et al.*, 1995). Em comparação com os fármacos bloqueadores da NOS à base de L-Arg, a S-Me-TC não é metabolizada em citrulina, que pode ser convertida novamente em L-Arg *in vivo*, mantendo assim a produção excessiva de NO (Hattori *etal.*, 1994).

1.1.3.2 Derivados da L-Arginina. Os análogos do L-Arg actuam competindo com o L-Arg no local ativo da NOS e a sua ação pode ser invertida pela adição de maiores quantidades de L-Arg (Mayer, 1995). Além disso, a ativação da c-NOS ou a indução da i-NOS aumentam a taxa de transporte de L-Arg para as células endoteliais e neuronais ou para os macrófagos, respetivamente. A inibição competitiva deste mecanismo de transporte de L-Arg por análogos do L-Arg pode resultar numa diminuição aparente da atividade da NOS secundária à redução do substrato (Kiechle e Malinski, 1993). Os análogos metilados do L-Arg, como a L-N°-mono-metil-L-arginina (L-NMMA) e a N^G-dimetilarginina assimétrica (ADMA), foram encontrados endogenamente e acumularam-se na insuficiência renal. Talvez as metilargininas endógenas forneçam controlo sobre a síntese de NO *in vivo* (Vallance *et al.*, 1992a,b). Como o NO não pode ser armazenado em vesículas como outros neurotransmissores, a sua libertação é regulada pela atividade da NOS e modulada por inibidores da NOS.

9

Contudo, há que ter cuidado nas experiências que estimam os papéis biológicos do NO utilizando análogos do L-Arg, uma vez que estes podem bloquear não só a NOS, mas também interferir com outros sistemas dependentes do ferro e inibir o transporte de electrões mitocondriais (Peterson *et al.*, 1992). Por conseguinte, os estudos que utilizam análogos do L-Arg para modular os efeitos biológicos do NO não podem ser conclusivos, uma vez que os resultados obtidos se devem apenas à inibição da NOS (Kiechle e Malinski, 1993).

As isoenzimas da NOS variam na sua suscetibilidade à inibição por diferentes análogos da L-Arg. Por exemplo, a N^G-nitro-L-arginina (L-NOARG) bloqueia preferencialmente a n-NOS e a e-NOS (Lambert *et al.*, 1991), enquanto a L-NMMA inibe seletivamente a n-NOS e a i-NOS (Feldman *et al.*, 1993; Klatt *et al.*, 1994 a).

1.3.3.3 Outros inibidores da NOS. A NOS é inibida por uma grande variedade de fármacos que interferem com uma das múltiplas funções catalíticas da enzima, tais como: o antagonista da calmodulina, a trifluoroperazina, que impede a ligação do Ca^{2+}-calmodulina (Bredt e Snyder,1990), a função de bloqueio do hemo por cianeto e monóxido de carbono (CO) (Marietta, 1993) ou a atividade inibidora do nitro blue tetrazolium do NADPH (Klatt *et al.*, 1992).

Resultados recentes trouxeram à luz novos fármacos bloqueadores da NOS, como o antioxidante contendo selénio, ebselen, que inibe tanto a c-NOS como a i-NOS (Angg&rd, 1994).

1.3.4 O NO como inibidor da NOS

Foi demonstrado que a NOS pode ser inibida pelo seu produto de reação NO (Rogers e Ignarro, 1992; Assreuy *et al.*, 1993; Buga *et al.*, 1993; Griscavage *et al.*, 1993; Rengasamy e Jolins, 1993). Este bloqueio retroativo da atividade catalítica da NOS pelo NO (mas não pelos produtos de oxidação, como o nitrito, o nitrato e o peroxinitrato) modula a produção de NO na célula de origem e nas células vizinhas próximas. É possível que o possível potencial terapêutico da administração exógena de NO (Allier *et al.*, 1991; Geggel *et al.*, 1993; Rossaint, 1994; Rossaint *et al.*, 1996) deva considerar a inibição retroactiva da NOS como clinicamente relevante.

1.4 Mecanismos de ação do NO

Embora o número de potenciais alvos do NO recentemente descobertos aumente continuamente, em condições fisiológicas, os principais efeitos do NO parecem ainda ser mediados principalmente pela ativação da guanilil ciclase solúvel do recetor intracelular de NO, levando ao aumento da guanosina 3',5'-monofosfato cíclico (cGMP, Garbers, 1992). A ativação da guanilil ciclase solúvel é o principal mecanismo de ação do NO tanto no sistema vascular como no sistema nervoso (Arnold *et al.*, 1977, Miki *et al.*, 1977; Vincent e Hope, 1992). Foi descoberta uma família crescente de guanilil ciclase, mas apenas a forma solúvel serve como recetor de NO (Ignarro, 1990; Mayer, 1994). A guanilil ciclase purificada contém heme, ao qual o NO se liga de uma forma semelhante às suas interações com outras hemoproteínas, incluindo a hemoglobina. Precisamente, o NO liga-se com uma afinidade muito elevada ao Fe^2 * no centro haem-ativo da guanilil ciclase solúvel, provocando a ativação da enzima e o consequente aumento dos níveis de GMPc (Snyder e Bredt, 1992). O eGMP formado pode então regular a proteína quinase, as fosfodiesterases e os canais iónicos. Os efeitos intracelulares do GMPc são alcançados através da regulação das fosfodiesterases de nucleótidos cíclicos reguladas pelo GMPc e cada um destes alvos do GMPc representa as proteínas reguladoras (Kiechel e Malinski, 1993; Schmidt *et al.*, 1993).

Assim, os efeitos do NO em células-alvo individuais podem ser determinados pela resposta caraterística pré-programada de cada célula ao NO como molécula mediadora (Lancaster, 1997).

No entanto, em algumas condições fisiopatológicas, o NO pode atuar de forma independente do GMPc. Por exemplo, o alvo do NO como agente tóxico é diferente do que como molécula mensageira. O NO liga-se avidamente aos centros de enxofre Fe^{2+} das enzimas, incluindo as envolvidas na cadeia de transporte de electrões mitocondrial e na síntese de ADN (Hibbs *et al.*, 1988). O efeito citotóxico do NO derivado dos macrófagos sobre os parasitas ou as células tumorais resulta da reação do NO com as enzimas que contêm Fe^{2+}, conduzindo a uma lesão maciça da oxidação e do ADN (Lundberg, 1996). A reação do NO com aniões superóxido, outro produto de células imunitárias activadas, leva à formação de um oxidante citotóxico, o peroxinitrato, que pode induzir danos nos tecidos e outros processos fisiopatológicos, incluindo inflamação e lesão de isquémia-reperfusão (Angg&rd, 1994; Iadecola, 1997). É provável que um mecanismo semelhante esteja ativo na lesão de isquémia-reperfusão cerebral acompanhada de uma sobre-estimulação dos receptores GLU NMDA. Assim, descobertas recentes implicam que os inibidores da NOS, particularmente os selectivos, podem ter um benefício terapêutico no choque endotóxico (Narayanan *et al.*, 1995), no acidente vascular cerebral e nas lesões neurológicas associadas à libertação excessiva de GLU (Snyder e Bredt, 1992; Ladecola, 1997).

Enquanto pequenas quantidades de NO da c-NOS se ligam a enzimas que contêm heme, como a guanilil ciclase solúvel, o excesso de NO da i-NOS pode ligar-se a tióis. Foi sugerido que o NO circula no plasma dos mamíferos ligado ao grupo tiol da albumina, servindo como uma reserva que prolonga as acções do NO libertado (AnggSrd, 1994).

É interessante notar que o CO, como composto normal do corpo, também parece ser capaz de ativar a guanilil ciclase solúvel através de um mecanismo semelhante ao do NO, apresentando muitos dos efeitos fisiológicos atribuídos ao NO. No entanto, estas actividades podem ser distinguidas por inibidores da NOS (Snyder e Bredt, 1992).

O NO difunde-se dentro de limites espaciais bastante grandes de cerca de 0,3-0,4 nun, o que torna as acções do NO significativamente de longo alcance em comparação com outros neurotransmissores (Lancaster, 1997). No entanto, o NO pode ser rapidamente inactivado pelo superóxido, Fe^2 *, Fe^{3+} e O_2 , eliminado pela hemoglobina ou rapidamente convertido em nitratos e nitritos pelo oxigénio e pela água. Todas estas substâncias são encontradas em grande abundância nos sistemas biológicos, o que faz do NO uma molécula de vida curta (Snyder e Bredt, 1992; Kieclile e Malinski, 1993; AnggSrd, 1994).

1.5 Distribuição da NOS no Sistema Nervoso

Existe um conhecimento bastante detalhado da distribuição dos neurónios produtores de NO pelo sistema nervoso (Vincent, 1994). Tal deve-se à identificação da NOS como a enzima responsável pela reação histoquímica da NADPH diaforase neuronal (NADPH-d) (Hope *et al.*, 1991), juntamente com o desenvolvimento de anticorpos contra a NOS purificada (Bredt *et al.*, 1990). Existe uma associação entre os neurónios que expressam o ARNm da NOS ou a imunorreactividade da NOS e os que expressam a NADPH-d (Dawson *et al.*, 1991; Bredt *et al.*, 1991c). Recentemente, foi demonstrado que os ratinhos que não possuem um gene da n-NOS apresentam uma perda de coloração da NADPH-d no sistema nervoso (Huang *et al.*, 1993). Por conseguinte, os neurónios que expressam a NOS podem ser identificados quer por histoquímica da NADPH-d quer por imunocitoquímica da NOS. No tecido nervoso, a reação histoquímica da NADPH-d é considerada um marcador adequado da atividade da NOS (Hope *et al.*, 1991; Dawson *et al.*, 1991; Grozdanovic *et al.*, 1995a). Assim, estes resultados tornaram possível a localização anatómica dos locais de síntese da molécula de vida curta NO (Snyder e Bredt, 1992). A expressão da NOS em múltiplas regiões do sistema nervoso apoia o papel do NO como molécula de sinalização nessas áreas (Endoh *et al.*, 1994).

Verificou-se que as células piramidais do córtex cerebral não contêm NOS (Vincent e Kimura, 1992), mas podem ser coradas com anticorpos contra a guanilil ciclase solúvel (Ariano *el al.*, 1982; Nakane *et al.*, 1983). A NOS encontra-se em neurónios cerebrais corticais dispersos nas camadas II-VI e na substância branca subcortical (Leigh *et al.*, 1990; Vincent e Kimura, 1992). Foi registada uma coloração celular semelhante no córtex humano (Springall *et al.*, 1992). Nos seres humanos, apenas alguns neurónios da substância branca subcortical contêm NADPH-d (Meyer *et al.*, 1992). Uma vez que estas células são os neurónios mais antigos do córtex cerebral, isto pode sugerir um possível papel do NO no desenvolvimento cortical (Vincent e Hope, 1992). Além disso, o striatum contém as actividades mais elevadas da guanilil ciclase solúvel e da fosfodiesterase do GMPc no cérebro (Greenberg *et al.*, 1978). Os resultados implicam que, no striatum, os neurónios que expressam a NOS podem regular a resposta das células de saída às entradas corticais, nigrais e locais (Vincent e Hope, 1992). A NOS está presente em várias populações de neurónios hipotalâmicos e o NO parece desempenhar um papel importante na regulação das funções hipotalâmicas. A NADPH-d também foi descrita nos núcleos supraóptico e paraventricular em humanos (Leigh *et al.*, 1990; Sangruchi e Kowall, 1991;

Vincent e Kimura, 1992). Para além de estar presente nos neurónios neurosecretores hipotalâmicos, há provas recentes da imunorreactividade da NOS e da expressão do ARNm da NOS na pituitária anterior (Ceccatelli *et al.*, 1993). A histoquímica do NADPH-d indica que o sistema NO está presente em toda a via visual (Vincent e Hope, 1992). No olho humano, os fotorreceptores cónicos parecem apresentar atividade NADPH-d (Provis e Mittrofanis, 1990). Os neurónios do mesencéfalo, da ponte, da medula e do sistema reticular ascendente do cérebro humano parecem também exprimir a NOS (Kowall e Mueller, 1988; Nakamura *et al.*, 1988; Vincent e Hope, 1992). Foram descritos neurónios NADPH-d positivos nos núcleos do trato solitário, do vago e do hipoglosso (Kowal e Muller, 1988). A atividade da NOS (Fortstennann *et al.*, 1990) e do GMPc (Greenberg *el al.*, 1978) foi encontrada no cerebelo aos níveis mais elevados do cérebro (Springall *et al.*, 1992). No córtex cerebelar, a histoquímica da NADPH-d e a imuno-histoquímica para a NOS indicam que esta está presente nas células do cesto e nas células granulares, mas não nas células de Purkinje, que apresentaram coloração imuno-histoquímica para a guanilil ciclase solúvel (Vincent e Hope, 1992). A imunorreactividade da NOS foi observada na medula espinal humana, em particular nos neurónios dos gânglios da raiz dorsal (Springal *et al.*, 1992; Terenghi *et al.*, 1993), embora alguns motoneurónios do corno ventral também pareçam conter NOS (Springall *el al,* 1992; Terenghi *et al.*, 1993). Uma vez que algumas das células ependimárias são NADPH-d positivas, sugere-se que podem estar envolvidas na modulação dos níveis de NO no líquido cefalorraquidiano (LCR, Tang *et al.*, 1995). Estudos histológicos mostraram que os neurónios NANO nos sistemas cardiovascular, respiratório, gastrointestinal e urogenital são corados pela NADPH-d (Vincent e Hope, 1992). Relativamente à vasculatura cerebral, os nervos NANC são corados pela NADPH-d histoquímica e imunocitoquímica, indicando um papel crucial do NO e da guanilil ciclase solúvel na circulação cerebral e na permeabilidade da barreira hemato-encefálica (Joo *et al.*, 1983; Vincent e Hope, 1992).

1.6 Referências

Abu-Soud HM, Stuehr DJ. A óxido nítrico sintase revela um papel para a calmodulina no controlo da transferência de electrões. *Proc Natl Acad Sci USA* 90:10769-10772,1993.

Ahlner J, Ljusegren ME, Grundstrom N, Axelsson KL. Role of nitric oxide and cyclic GMP as mediators of endothelium-independent neurogenic relaxation in bovine mesenteric artery. *Circ Res* 68:756-762,1991.

Anggdrd E. Nitric oxide: mediator, murderer and medicine. *Lancet* 343:1199-1206,1994.

Ariano MA, Lewicki JA, Bra nd we in HJ, Murad F. Immunohistochemical localization of guanylate cyclase within neurons of rat brain. *Proc Natl Acad Sci USA* 79:1316-1320,1982.

Arnold WP, Mittal CK, Katsuki S, Murad F. Nitric oxide guanulate cyclase and increase guanosine 3'5'-cyclic monophosphate levels in various tissue preparations. *Proc Natl Acad Sci USA* 74:3203-3207, 1977.

Assreuy J, Cunha FQ, Liewm FY, Moncada S. Feed back inhibition of nitric oxide synthase activity by nitric oxide. *Br J Pharmacol* 108:833-837, 1993.

Babbedge RC, Bland-Ward PA, Hart SL, Moore PK. Inibição da óxido nítrico sintase cerebelar do rato pelo 7-NI indazole e indazoles relacionados. *Br J Pharmacol* 110:225-228,1993.

Beckman JS, Beckman TW, Chen J, Marshall PA, Freeman BA. Apparent hydroxyl radical production by peroxynitrate: implications for endothelial injury from nitric oxide and superoxide. *Proc Natl Acad Sci USA* 87:1620-1624,1990.

Belvisi MG, Stretton CD, Mivra M, Verleden MG, Tajdakarimi S, Yacoub MH, Barnes PJ. Inhibitory NANC nerves in human tracheal smooth muscle; a quest for the neurotransmitter, *J Appl Physiol 73:2505-2510,*1992.

Bland-Ward PA, Moore PK, 7-Nitro indazole derivatives are potent inhibitors of brain, endothelium and inducible isofonns of nitric oxide synthase. *Life Sci* 57: PL131-135,1995.

Bredt DS, Snyder SH. Isolamento da óxido nítrico sintase, uma enzima que requer calmodulina. *Proc Natl AcadSci USA* 87:682-685,1990.

Bredt DS, Hwang PM, Snyder SH. Localization of nitric oxide synthase indicating a neuronal role for nitric oxide. *Nature* 347:768-770, 1990.

Bredt DS, Hwang PM, Glatt CE, Lowenstein C, Reed RR, Snyder SH, Cloned and expressed nitric oxide synthase structurally resembles cytochrome P-450 reductase. *Nature* 351:714-718, 1991a.

Bredt DS, Ferris CD, Snyder SH. Nitric oxide synthase regulatory sites: phosphorylation by cyclic AMP dependent protein kinase, protein kinase C, and calcium/cahnodulin protein kinase: identification of flavin and calmodulin binding sites. *JBiolChem* 267:10976-10981,1991b,

Bredt D, Glatt C, Hwang P, Fotuhi M, Dawson T, Snyder S. A proteína e o ARNm da óxido nítrico sintase estão discretamente localizados em populações neuronais do SNC de mamíferos juntamente com a NADPH diaforase. *Neuron* 7:615-624,1991c.

Bredt DS, Snyder SH. Transient nitric oxide synthase neurons in embryonic cerebral cortical plate, sensory ganglia, and olfactory epithelium. *Neurónio* 13:301-313,1994.

Bredt DS. Caracterização molecular da óxido nítrico sintase. In: *O óxido nítrico no sistema nervoso.* Ed: Vincent SR, Academic Press, Nova Iorque pp. 1-21, 1995,

Buchmann I, Milakofski L, Harris N, Hofford JM, Vogel WH. Effect of arginine administration on plasma levels of arginine and various related amino compounds in the rat. *Pharmacol* 53:133-142, 1996.

Buga GM, Grisscavage JM, Rogers NE, Ignarro Lj. Negative feedback regulation of endothelial cell function by nitric oxide. *Circ Res* 73:808-812,1993.

Ceccatelli S, Erikson M. The effect of lactation on nitric oxide gene expression (O efeito da lactação na expressão do gene do óxido nítrico). *Brain Res* 625:177-179,1993.

Chao DS, Silvagno F, Xia H, Cornwell TL, Lincoln TM, Bredt DS, Óxido nítrico sintase e proteína quinase dependente de GMP cíclico concentradas na placa terminal neuromuscular. *Neurosci* 76:665-672,1997.

Cho HJ, Xie QW, Calaycay J, Mumfored RA, Swiderek KM, Lee TD, Nathan C. Calmodulin is a subunit of nitric oxide synthase from macrophages. *J Exp Med* 176:599-604, 1992.

Dawson TM, Bredt DS, Fotuhi M, Hwang PM, Snyder SH. Nitric oxide synthase and neuronal NADPH diaphorase are identical in brain and peripheral tissues. *Proc Natl Acad Sci USA* 88:7797-7801, 1991,

Endoh M, Maiese K, Wagner JA. Expression of the neuronal form of nitric oxide synthase by CAI hippocampal neurons and other nervous system neurons. *Neurosci* 63:679-689, 1994.

Faraci FM, Brain JE Jr. Nitric oxide and cerebral circulation. *Stroke* 5:692-706,1994.

Feldman PL, Griffith OW, Hong H, Stuher DJ. A inativação irreversível da óxido nítrico sintase de macrófagos e do cérebro por L-N^Q -metil-arginina requer hidroxilação dependente de NADPH. *J Med Client* 36:491-496,1993.

Finkel MS, Oddis CV, Jacob TD, Watkins SC, Hathler BG, Simmons RL. Negative inotropic effects of cytokines on the heart mediated by nitric oxide. *Science* 257:387-389,1992.

Forstermaim U, Gorsky LD, Pollock JS, Schmidt HH. Heller M, Murad F. Regional distribution of EDRF/NO-synthesizing enzyme(s) in rat brain. *Biochem Blphys Res Commtm* 168:727-732, 1990.

Forstermann U, Nakane M, Tracey WR, Pollock JS. Isofomis of nitric oxide synthase: functions in the cardiovascular system. *Ear Heart J14*: Suppl 1:10-15,1993.

Funk RH, Mayer B, Worl J. Nitrergic innervation and nitrergic cells in arteriovenous anastomoses. *Cell Tissue Res* 277:477-484,1994.

Furchgott RF, Zawadzki JV. The obligatory role of endothelial cells in the relaxation of arterial smooth muscle by acetylcholine (O papel obrigatório das células endoteliais no relaxamento do músculo liso arterial pela acetilcolina). *Nature* 288:373-376,1980.

Furfine ES, Fannon MF, Paith JE, Knowles RG, Salter K, Kiff RJ, Duffy C, Hazelwood R, Oplinger JA, Garvey EP. Potent and selective inhibition of human nitric oxide synthases. Selective inhibition of neuronal nitric oxide synthase By S-methyl-L- thiocitnilline and S-ethyl-L-thiocitrulline. *J Biol Cheni* 269:26677-26683,1994.

Garbers DL. Guanylyl cyclase receptors and their endocrine, paracrine and autocrine ligands (Receptores de guanilil ciclase e seus ligantes endócrinos, parácrinos e autócrinos). *Cell* 74:1-4,1992.

Garthwaite J, Charles SL, Chess-Williams R. Endothelium-derived relaxing fator released on activation of NMDA receptors suggest a role as intracellular messenger in the brain. *Nature* 336:385-388,1988.

Geggel RI. Óxido nítrico inalatório: uma vasodilatação pulmonar selectiva para o tratamento da hipertensão pulmonar persistente do recém-nascido. *I Pedialr* 123:76-79,1993.

Gillespie JS, Lui X, Martin W. The effects of L-arginine and N^o -inonomethyl-L-arginine on the response of the rat anococcygeus to NANC nerve stimulation. *Br J Pharmacol* 98:1080-1982, 1989.

Greenberg LH, Triyer E, Ferrendelli JA, Weiss B. Enzymatic regulation of the concentration of cyclic GMP in mouse brain, *Neuropharmacol* 17:737-745, 1978.

Grozdanovic Z, Nakos G, Mayer B, Grossrau R. Um método modificado permite a correlação entre a histoquímica da NADPH-diaforase e a imunohistoquímica para a demonstração da óxido nítrico sintase neuronal (nNOS). *Folia Histochem Cytobiol* 33:11-18,1995a.

Grozdanovic Z, Nakos G, Da h rm ann G, Mayer B, Gossrau R. Species-independent expression of nitric oxide synthase in the sarcolemma region of visceral and somatic striated muscle fibres. *Cell Tissue Res* 283:493-499, 1995b.

Griscavage JM, Rogers NE, Scheinan MP, Ignarro LJ. Inducible nitric oxide synthase from a rat alveolar macrophage cell line inhibited by nitric oxide. *J Immunol* 151:6329-6337, 1993.

Handy RLC, Wallace P, Gaffen ZA, Whitehead KJ, Moore PK. The antinociceptive effect of I-(2-trifluoromethylphenul)imidazole (TRIM), a potent inhibitor of neuronal nitric oxide synthase in vitro, in the mouse, *Br J Pharmacol* 116:2349-2350,1995.

Handy RLC, Moore PK. Mechanism of the inhibition of neuronal nitric oxide synthase by l-(2-trifluoromethylphcnul)iinidazole (TRIM), *Life Sci60*:PL389-394, 1997.

Kartell NA. O GMPc actua nas células Purkinje cerebelares para produzir depressão a longo prazo através de mecanismos que envolvem a PKC e a PKG. *Neuro Rep* 5:833-836, *1994.*

Hattori Y, Campbell EB, Gross S3. O mRNA e a atividade da Arginosuccinato sintase são induzidos por imunoestimulantes no músculo liso vascular. Papel na regeneração da arginina para a óxido nítrico sintase. *J Biol Chern* 269:9405-9408,1994.

Hecker M, Sessa WC, Harris HJ, AnggArd EE, Vane JR. The metabolism of L-arginine and its significance for the biosynthesis of endothelium derived relaxing factors: cultured endothelial cells recycle L-citrulline to L-arginine. *Proc Natl Acad Sci USA* 87:8612-8616,1990.

Henderson AH, Lewis MJ, Sdhah AM, Smith JA. Endothelium, endocardium and cardiac contraction. *CardiovascRes* 26:305-308,1992.

Hibbs JB Jr, Taintor RR, Vavrin Z, Rachlin EM. Nitric oxide: a cytotoxic activated macrophage effector molecule. *Biochem Biphys Res Commiin* 157:87-94,1988.

Hblscher C, Doyle CA, McGlinchcy L, Anwyl R, Rowan MR. Um inibidor seletivo da óxido nítrico sintase neuronal prejudica a aprendizagem espacial no rato. Resumo da *reunião da Society for Neuroscience* em San Diego, EUA, novembro de 1995.

Hope BT, Michael GJ, Knigge KM, Vincent SR. Neuronal NADPH diaphorase is a nitric oxide synthase. *Proc Natl Acad Sci USA* 88:2811-2814, 1991.

Huang PL, Dawson TM, Bredt DS, Snyder SH, Fishman MC. Targeted distribution of the neuronal nitric oxide synthase gene. *Cell* 75:1273-1286,1993.

ladecola C. Bright and dark sides of nitric oxide in ischemic brain injury. *Trends Neuro Sci* 20:132-139, 1997.

Ignarro LJ, Bush PA, Bugga GM, Wood KS, Fukuto JM, Rajfer J. A formação de óxido nítrico e de GMP cíclico após estimulação eléctrica do gílio provoca o relaxamento do músculo liso do corpo cavernoso. *Biochem Biphys Res Commun* 170: 843-850, 1990.

Ignarro LJ. Biosynthesis and metabolism if endothelium-derived nitric oxide. *Ann Rev Pharmacol Toxicol* 30'535-560,1990.

Janssens SP, Shimouchi A, Quertermous T, Bloch DB, Bloch KD. Clonagem e expressão do cDNA que codifica o fator de relaxamento derivado do endotélio humano/óxido nítrico sintase. *J Biol Chern* 267:14519-14522,1992.

Joly GA, Narayanan K, Griffith OW, Killbourn RG. Characterization of the effects of two now argin ine/cit nil line analogues on constitutive and inducible nitric oxide synthases in rat aorta. *Br J Pharmacol* 115:491-497, 1995.

Joo F, Teinesvari P, Dux E. Regulação do transporte macromolecular nos microvasos cerebrais: o papel do GMP cíclico. *Brain Res* 278:165-174,1983.

Kawabata A, Umeda N, Takagi H. A L-arginina exerce um papel duplo no processamento nociceptivo no cérebro: envolvimento da via da citorfina-met-cncefalina e da via do GMP cíclico NO. *Br J Pharmacol* 109:73-79, 1993.

Kiechle F, Malinski T. Nitric oxide: Biochemistry, pathophysiology and detection. *Am J Clin Pathol* 100:567-575, 1993.

Klatt P, Heinzel B, John M, Kastner M, Bohme E, Mayer B. Ca^2 7calmodulin-dependent cytochrome c reductase activity of brain nitric oxide synthase. *J Biol Chern* 267:11374-11378,1992.

Klatt P, Schmidt K, Brauer F, Mayer B. Inibidores da óxido nítrico sintase cerebral. Cinética de ligação, metabolismo e inativação da enzima. *J Biol Chern* 269:1674-1680,1994a.

Klatt P, Schmidt K, Leopold E, Schmidt K, Werner ER, Mayer B. O local de ligação da pteridina da óxido nítrico sintase do cérebro. Cinética de ligação da tetrahidrobiopterina, especificidade e interação alostérica com o domínio do substrato. *JBiol Chem* 269:13861-13866,1994b.

Klatt P, Schmidt K, Werner ER, Mayer B. Determinação dos cofactores da óxido nítrico sintase: haem, FAD, FMN e tetrahidrobiopterina. *Methods Enzymol* 268:358-365,1996.

Knowles NW, Palacois M, Palmer RMJ, Moncada S. Formation of nitric oxide from L-arginine in the central nervous system: a transduction mechanism for stimulation of the soluble guanylyl cyclase. *Proc Natl Acad Sci USA* 86:5159-5162,1989.

Knowles RG, Moncada S. Nitric oxide as a signal in blood vessels. *Trends Biochem Sci* 17:399-402, 1992.

Kobzik L, Bredt DS, Lowenstein CJ, Drazen J, Gaston B, Sugarbaker D, Stampler JS. Nitric oxide synthase in human and rat lung: immunocytochemical and histochemical localization. *Am J Respir Cell Mol Biol* 9:371-377,1993.

Kobzbik L, Reid MB, Bredt DS, Stamler JS. Nitric oxide in skeletal muscle (Óxido nítrico no músculo esquelético). *Nature* 372:546-548, 1994.

Koshland DE. A molécula do ano. *Science* 258:17861,1992.

Kowal NW, Ferrante RJ, Beal MF, Richardson EO Jr, Sofroniniew MV, Cuello AC, Martin JB. Neuropeptide Y, somatostatin and reduced nicotinamide adenine dinucleotide phosphate diaphorase in the human striatum: a combined immunocytochemical and enzyme histochemical study. Neurosci20:817-828,1987.

Kowall NW, Mueller MP. Morfologia e distribuição dos neurónios reactivos à nicotinamida adenina dinucleótido fosfato (forma reduzida) diaforase no cérebro humano stein. *Neurosci* 26:645-654, 1988.

Kroncke KD, Fehsel K, Kolb-Bachofen V. Nitric oxide: cytotoxicity versus cytoprotection: why, when, and where? *Nitric oxide* 1:107-120,1997.

Lambert LE, Whitten JP, Baron BM, Cheng HC, Doherty NS, McDonald IA. Nitric oxide in the CNS, endothelium and macrophages differs in its sensitivity to inhibition by arginine analogues. *Life Sci* 48:69-75,1991.

Lancaster JR Jr. A tutorial on the diffusibility and reactivity of free nitric oxide. *Nitric Oxide* 1:18-30, 1997.

Lee TJ-F, Sarwinski S, Ische C, Lai FY. Inibição da vasodilatação neurogénica cerebral por L-arginina e inibidores da óxido nítrico sintase e sua reversão por L-citrulina. *J Pharmacol Exp Ther* 276:353-358,1996.

Leigh PN, Connick JH, Stone TW. Distribution of NADPH-diaphorase positive cells in the rat brain. *Comp Biochem Physiol* 97C:259-264,1990.

Leone AM, Wikhind NP, Hokfelt T, Brundin L, Moncada S. release of nitric oxide by nerve stimulation in the human urogenital tract. *Neuro Rep* 5:733-736, 1994.

Lipton SA, Choi YB, Pan ZH, Lei SZ, Chen H-SV, Sucher NJ, Loscalzo J, Singel DJ, Stampler JS. A redox-based mechanism for the neuroprotective and neurodestructive effects of nitric oxide and related nitroso-compounds. *Nature* 364:626-632,1993.

Lowenstein CJ, Dinermann JL, Snyder SH. Nitric oxide, a physiologic messenger. *Ann intern Med* 120:227-237,1994.

Lundberg JM. Pharmacology of cotransmission in the autonomic nervous system (Farmacologia da cotransmissão no sistema nervoso autónomo): Aspectos integrativos sobre aminas, neuropeptídeos, trifosfato de adenosina, aminoácidos e óxido nítrico. *Pharmacol Rew* 48:113-178,1996.

MacKcnzie GM, Rose S, Bland-Ward PA, Jenner P, Marsden CD. Curso temporal da inibição da óxido nítrico sintase cerebral pelo 7-nitro indazol. *NeuRo Rep* 5:1993-1996,1994.

Marietta MA. Nitric oxide synthase structure and mechanism. *J Biol Chem* 268:12231-12234, 1993.

Marsden PA, Schappert KT, Chen HS, Flowers M, Sundell CL, Wilcox IN, Lamas S, Michel T, Molecular cloning and characterization of human endothelial cell nitric oxide synthase. *FEUS Lett* 307:287-293,1992.

Mayer B, Schmidt K, Humbert P, Bohme E. Biosíntese do fator de relaxamento derivado do endotélio: uma enzima citosólica nas células endoteliais da aorta porcina Ca -d$^{z+}_e$ pendent converte a L-arginina num ativador da guanilil ciclase solúvel. *Biochem Biophys Res Comnnm* 164:678-685,1989.

Mayer B, Klatt P, Werner ER, Schmidt K. Molecular mechanisms of inhibition of porcine brain nitric oxide synthase by the antinociceptive drug 7-nitro indazole. *Neuropharmacol* 33:1253-1259, 1994.

Mayer B. Bioquímica e farmacologia molecular da óxido nítrico sintase. In: *O óxido nítrico no sistema nervoso.* Ed. S.Vincent. Academ Press, pp. 22-42, 1995.

Mearin F, Mourelle M, Guarner F, Salas A, Riveros-Moreno V, Moncada S, Malagelada JR. Patients with achalasia lack nitric oxide synthase in the gastro-oesophageal junction, *Eur J Clin Invest* 23:724-728, 1993.

Meldrum B, Gartwaite J. Excitatory amino acids neurotoxicity and neurodegenerative disease. *Trends Pharmacol Set* 11:379-387, 1990.

Meyer G, Wahle P, Castaneyra-Perdomo A, Ferres-Torres R. Morphology of neurons in the white matter of the adult human neocortex. *Exp Brain Res* 88:204-212, 1992.

Misko TP, Moore WM, Kasten TP, Nickols GA, Cobett JA, Titon RG, McDaniel ML, Williamson JR, Currie MG. Inibição selectiva da óxido nítrico sintase induzível pela aminoguanidina. *Eur J Pharmacol* 233:119-125,1993.

Miki N, Kawabe Y, Kuriyama K. Activation of cerebral guanulate cyclase by nitric oxide. *Biochem Biophys Res Comnnm* 75:851-856, 1977.

Mitchell HH, Shonle KA, Grindley HS. A origem dos nitratos na urina. *J Biol Chern* 24:461-490, **1916.**

Moncada S, Radomski MW, Palmer RMJ. Fator de relaxamento derivado do endotélio: Identification as nitric oxide and role in the control of vascular tone and platelet function. *Biochem Pharmacol* 37:2495-2501, 1988.

Moncada S, Higgs EA. Endogenous nitric oxide: physiology, pathology and clinical relevance. *Eur J Clin Invest* 21:361-374,1991.

Moncada S, Palmer RMJ, Higgs EA. Nitric oxide: physiology, pathophysiology and pharmacology. *Pharmacol Rev* 43:109-142,1991.

Moore PK, Wallance P, Gaffen ZA, Hart SL, Babbedge RC. 7-nitro indazole, um inibidor da óxido nítrico sintase, exibe atividade anti-nociceptiva no rato sem aumentar a pressão sanguínea. *Br J Pharmacol* 108:296-297,1993a.

Moore OK, Wallace P, Gaffen Z, Hart SL, Babbedge RC. Characterisation of the novel nitric oxide synthase inhibitor 7-nitro indazole and related indazoles: antinociception and cardiovascular effects. *Br J Pharmacol* 110:219-224, 1993b.

Murphy S, Grzybicki DM, Simmons ML. As células gliais como fontes e alvos do óxido nítrico. In: *Nitric oxide in the nervous system.* Ed. S. Vincent, Acad Press, pp. 163-191,1995.

Nagafuji T, Sugiyama M, Muto A, Makino T, Miyauchi T, Nabata H. O efeito neuroprotector de um inibidor potente e seletivo da NOS tipo I (L-MIN) num modelo de isquemia cerebral focal em ratos. A^r ewoRe/>3l:1541-1545, **1995.**

Nakamura S, Kawamata T, Kimura T, Akiguchi I, Kameyama M, Nakamura N, Wakata Y, Kimura H. Histoquímica da nicotinamida adenina dinucleótido fosfato-diaforase reduzida na região pontomesencefálica do tronco cerebral humano. *Brain Res* 455:144-147, 1988.

Nakane M, Ischikawa M, Deguchi T. Demonstração microscópica de luz e eletrónica da guanilato ciclase em cérebro de rato. *Brain Res* 273:9-15,1983.

Nakane M, Schmidt HH, Pollock JS, Forstennan U, Murad F. Cloned human brain nitric oxide synthase is highly expressed in skeletal muscle. *FEBSLett* 316:175-180,1993.

Narayanan K, Griffith OW. Synthesis of L-thiocitrulline, L-homothiocitrulline and S-inethyl-L- thiocitrulline: a new class of potent nitric oxide synthase inhibition. *J Med Chern* 37:885-887, 1994.

Narayanan K, Spack L, McMillan K, Kilourn RG, Hayward MA, Masters BS, Griffith OW. S-alquil-L-citrulinas. Potentes inibidores estereosselectivos da óxido nítrico sintase com forte atividade pressora *in vivo*. *J Biol Chern* 270:11103-11110,1995.

Nathan C, Hibbs JB. Role of nitric oxide synthase in macrophage antimicrobial activity. *Curr Opin Immunol* 3:65-70,1991.

Nguyen T, Brunson D, Crespi CL, Penman BW, Wisbnok JS, Tannenbaum SR. DNA damage and mutation in human cells exposed to nitric oxide in vitro. *Proc Natl Acad Sci USA* 89:3030-3034, 1992.

Palmer RMJ, Ferrige AG, Moncada S. A libertação de óxido nítrico é responsável pela atividade biológica do fator de relaxamento derivado do endotélio. *Nature* 327:524-526,1987.

Palmer RMJ, Ashton DS, Moncada S. Vascular endothelial cells synthesise nitric oxide from l-arginine. *Nature* 333:664-666,1988.

Palmer RMJ, Moncada S. A novel citru I line-forming enzyme implicated in the formation of nitric oxide by vascular endothelial cells. *Biochem Biphys Res Commun* 158:348-352, 1989.

Peterson DA, Peterson DC, Archer S, Weir EK. The nonspecificity of specific nitric oxide synthase inhibitors. *Biochem Biophys Res Commun* 187:797-801,1992.

Pollock JS, Forstennan U, Mitchel JA, Warner TD, Schmidt HHHW, Nakane M, Murad F. Purification and characterisation of particulate endothelium-derived relaxing fator synthase from cultured and naive bovine aortic endothelial cell. *Proc Natl Acad Sci USA* 88:10480-10484,1991.

Presta A, Liu J, Sessa WC, Stuehr DJ. A ligação do substrato e a ligação da calmodulina à óxido nítrico sintase endotelial coregulam a sua atividade enzimática. *Nitric Oxide* 1:74-87,1997.

Provis JM, Mitrofanis J. Os neurónios NADPH-diaforase da retina humana têm uma distribuição topográfica uniforme. *Visual Neurosci* 4:619-623,1990.

Radomski MW, palmer RMJ, Moncada S. An L-arginine:nitric oxide pathway present in human pietelets regulates aggregation. *Proc Natl Acad Sci USA* 87:5193-5197,1990.

Rand MJ, Li GG. Nitric oxide in the autonomic nervous system. In: *Nitric oxide in nervous system*. Ed. S.Vincent, Acad Press pp 227-281,1995.

Rengasamy A, Johnson RA. Regulation of nitric oxide synthase by nitric oxide. *Mol Pharmacol* 44:124-128, 1993.

Rogers NE, Ignarro LJ. A óxido nítrico sintase constitutiva do cerebelo é inibida de forma reversível pelo óxido nítrico formado a partir da L-arginina. *Biochem Biphys Res Commun* 189:242-249,1992,

Rossanit R. Nitric oxide: a new area in intensive care. *Press Med23*:855-858,1994.

Rossaint R, Kelly K, Kaisers U. Present role of nitric oxide inhalation in severe lung failure. *Ata Anaesthesia] Scand* 109:88-92,1996.

Sangruchi T, Kowall NW. NADPH diaphorase histochemistry of the human hypothalamus. *Neurosci* 40:713-724,1991.

Schmidt HHHW, Gagne GD, Nakane M, Pollock JS, Miller MF, Murad F. Mapping of NO synthase in the rat suggests co-localization with NADPH diaphorase but not soluble guanylyl cyclase and novel paraneural functions for nitrinergic signal transduction, *J Histochem Cytochem* 49:1439-1456, 1992.

Schmidt HHHW, Lohmann SL, Walter LT. A via de transdução de sinal do óxido nítrico e do GMPc. *Biochem Biphys Ada* 1178:153-175,1993.

Schmidt HHHW, Walter U. NO at work. *Cell* 78:919-925,1994.

Sessa WC, Pritchard K, Seyedi N, Wang J, Hintze TH. Chronic exercise in dogs increase coronary vascular nitric oxide production and endothelial cell nitric oxide synthase gene expression. *Circulation Res* 74:349-353, 1994.

Silvagno F, Xia H, Bredt DS. Neuronal nitric-oxide synthase-mu, an alternatively spliced isoforni expressed in differentiated skeletal muscle, *J Biol Chem* 19:11204-11208,1996.

Snyder SH, Bredt DS. Nitric oxide as a neuronal messenger. *Trends Pharmacol Sci* 12:125-128, 1991.

Snyder SH, Bredt DS. Biologiocal roles of nitric oxide. *Scientific American* 5:28-35,1992.

Snyder SH. Mais empregos para essa molécula. *Nature* 372:504-505,1994.

Stadler J, Billiar TR, Curran RD, Stuehr DJ, Ochoa JB, Simmons RL. Effect of exogenous and endogenous nitric oxide on mitochondrial respiration of rat hepatocytes. *Am J Physiol* 260:C910-C916,1991.

Southan GJ, Zingarelli B, O'Connor M, Salzman A, Szabo C. Rearranjo espontâneo de aminoalquilisotioureias em mercaptoalquilguanidinas, uma nova classe de inibidores da óxido nítrico sintase com seletividade para a isoforma induzível. *Br J Pharmacol* 117:619-632,1996.

Tang FR, Tan CK, Ling EA. A distribuição de NADPH-d na região cinzenta central (lâmina X) da medula espinal torácica superior do rato. *JNeurocyfol 24:735-143,*1995.

Terenghi G, Rivcros-Moreno V, Hudson LD, Ibrahim NBN, Polak JM. Immunohistochemistry of nitric oxide synthase demonstrates immunoreactive neurons in spinal cord and dorsal root ganglia of man and rat. *J Neurol Sci* 118:34-37, 1993.

Toda N. Non-adrenergic non-cholinergic innervation in monkey and human cerebral arteries. *Br J Pharmacol!* 1:281-283, 1981.

Tracey WR, Nakane M, Pollock JS, Fostermann U, Nitric oxide synthase in neuronal cells, macrophages and endothelium are NADPH diaphoreses, but represent only a fraction of total cellular NADPH diaphorase activity. *Biochem Biphys Res Commun* 15:1035-1040,1993.

Tracey WR, Nakane M, Basha F, Carter G. In vivo pharmacological evaluation of two novel type II (inducible) nitric oxide synthase inhibitors. *Can J Physiol Pharmacol* 73:665-669,1995.

Vallance P, Collier J, Moncada S. Nitric oxide synthesised from l-arginine mediates endothelium-dependent dilatation in human veins in vivo. *Cardiovasc Res* 23:1053-1057,1989.

Vallance P, Leone A, Calver A, Collier J, Moncada S. Accumulation of an endogenous inhibition of nitric oxide synthesis in chronic renal failure. *Lancet* 339:572-575, 1992a.

Vallance P, Leone A, Calver A, Moncada S. Endogenous dimethylarginine as an inhibitor of nitric oxide synthesis, *Cardiovasc Pharmacol* 20 Suppl 12;S60-62, 1992b.

Vallance P, Moncada S. Role of endogenous nitric oxide in septic shock. *Novos Horizontes* 41:77-87, 1993.

Vallance P, Moncada S. Nitric oxide-froin mediator to medicines. *J Royal Coll Phys* London 28:209-219,1994.

Vincent SR, Hope BT. Neurónios que dizem NÃO. *Trends Neuro Sci* 15:108-113,1992.

Vincent SR, Kimura H. Histochemical mapping of nitric oxide synthase in the rat brain. *Neurosci* 46:755-784,1992.

Vincent SR. Nitric oxide: a radical neurotransmitter in the central nervous system. *Prog Neurobiol* 42:126-160, 1994.

Wang Y, Marsden PA. Nitric oxide synthase: biochemical and molecular regulation. *Curr Opin Nephrol Hyperlens* 1:12-22, 1995.

Wetts R, Vaughn JE. Choline acetyltransferase and NADPH diaphorase are co-expressed in rat spinal cord neurons. *Neurosci* 63:1117-1124, 1994.

White KA, Marietta MA. Nitric oxide synthase is a cytochrome P-450 type haemoprotein. *Biochem* 31:6627-6630,1992.

Wolff DJ, Gribin BJ. A inibição das isoformas constitutivas e induzíveis da óxido nítrico sintase por agentes indazólicos. *Arch Biochem Biphys* 311:300-306,1994.

Woolfson R, Postin L. Effect of N°-monomethyl-L-arginine on endothelium-dependent relaxation of human subcutaneous resistant arteries. *Clin Sci* 79:273-278,1990.

Yang Z, Von Sesseger L, Bauer T, Stilz P, Turina M, LUscher F. Different activation of the endothelial L-arginine and cyclooxigenase pathway in the human internal mammary artery and saphenous vein. *CircRes* 68:52-60,1991.

Zeinbowicz A, Vane JR. Indução da óxido nítrico sintase pela toxina da síndrome do choque tóxico numa linha celular de macrófagos/monócitos. *Proc Natl AcadSci USA* 89:2051-2055, 1992.

CAPÍTULO 2

PAPÉIS FISIOLÓGICOS E FISIOPATOLÓGICOS DO ÓXIDO NÍTRICO

O NO é um mensageiro celular ubíquo que desempenha um papel numa variedade de processos biológicos. Foram identificadas várias funções para esta nova molécula reguladora no sistema nervoso, na vasodilatação dependente do endotélio e nos mecanismos de defesa do hospedeiro (Snyder e Bredt, 1992). O NO pode ser sintetizado por uma variedade de tecidos em todo o corpo, mas o cérebro é a fonte mais rica de NOS em condições fisiológicas. Uma vez que tanto a NOS como a guanilil ciclase solúvel estão amplamente distribuídas no sistema nervoso, é provável que o NO esteja associado a outros sistemas mediadores, não só no SNC mas também nas áreas sensoriais e motoras do SNP, onde o NO é produzido numa grande variedade de neurónios (Moncada *et al.*, 1991). A formação de NO está ligada à atividade dos receptores NMDA no cérebro e à atividade dos receptores nicotínicos neuronais nos neurónios mioentéricos (Bredt, 1996). A sinalização do NO não se restringe a sinapses definidas e as acções do NO não se limitam a estruturas anatómicas ou à circulação cerebral, mas proporcionam uma localização funcional transitória baseada na difusão transcelular (Bredt *el al.*, 1991). Embora o NO tenha uma meia-vida curta (~7 segundos), esta molécula mensageira difusível intra e intercelular possui um enorme potencial para modular a neurotransmissão (Gaily *et al.*, 1990).

O NO está a emergir rapidamente como uma das principais moléculas sinalizadoras no SNC e no SNP (Snyder e Bredt, 1992). O NO é agora reconhecido como um importante mensageiro neuronal atípico (Bredt, 1996), actuando como *neurotransmissor* e como *segundo mensageiro* em diversas funções biológicas (Snyder e Bredt, 1991,1992; Moncada e Higgs, 1993; Bredt, 1996). Em algumas partes do SNC e do SNP, o NO pode ser formado pré-sinapticamente e, assim, atuar como um neurotransmissor. No SNC, o NO também actua como um mensageiro retrógrado, sendo libertado pós-sinapticamente para atuar nas terminações nervosas pré-sinápticas e nos astrócitos (Garthwaite, 1991).

2.1 Sistema Nervoso Central

Estudos histoquímicos sugerem um papel generalizado para o sistema NO/cGMP no SNC (Bredt *et al.*, 1990; Springall *et al.*, 1992). Apenas 2% dos neurónios cerebrais contêm NOS, mas estes neurónios ramificam-se o suficiente para contactar quase todas as células cerebrais (Bredt *et al.*, 1990; Dawson *et al.*, 1992). Este último aspeto realça a importância potencial do NO no SNC. A atividade global da NOS varia cerca de 8 vezes em todas as regiões do cérebro (Forstennan *et al.*, 1990; East e Garthwaite, 1991). Todas as regiões do cérebro têm potencial para produzir concentrações surpreendentemente elevadas de NO, embora estas concentrações sejam muito inferiores às que foram utilizadas *in vitro* para demonstrar toxicidade (Varner e Beckman, 1995).

No cérebro, o NO pode ter origem em quatro fontes diferentes: neurónios, endotélio da vasculatura cerebral, nervos NANC e microglia e astrócitos imunoestimulados (Bruhwyler *el al.*, 1993). A NOS encontra-se nos neurónios excitatórios GLU ou nos neurónios inibitórios do ácido gama-aininobutírico (GABA). De facto, o NO parece estar ao lado destes dois últimos como uma das moléculas mensageiras neuronais mais comuns. A coloração diferencial dos corpos celulares nervosos, dendritos e terminais axonais em várias regiões do cérebro pode indicar diferentes modos de transmissão do NO. Em algumas situações, seria de esperar que o NO fosse libertado dos corpos celulares e dos dendritos em resposta ao influxo de Ca^{2t} após a ativação sináptica. Noutras áreas, onde a NOS está concentrada nos terminais nervosos, poder-se-ia prever que a síntese de NO fosse desencadeada pelo influxo de Ca^{2+} após a invasão da terminação nervosa pelo potencial de ação. Dado que o recetor do NO parece ser a guanilil ciclase solúvel, as acções variadas do NO nestas diferentes situações podem muito bem ser mediadas por acções múltiplas do GMPc e dos seus alvos nos neurónios que respondem ao NO (Vincent, 1995).

As funções fisiológicas do NO no SNC estão implicadas na distribuição discreta e altamente conservada da NOS em subpopulações de neurónios centrais de todos os cérebros de mamíferos até agora examinados (Hope *et al.*, 1991; Bredt *et al.*, 1991). Por conseguinte, algumas acções do NO incluem:

♦ *Modulação da libertação de neurotransmissores* (Schuman e Madison, 1994; Guevara-Guzman *et al.*, 1994; Montague *et al.*, 1994),

* *Memória e aprendizagem* (Bohme *et al.*, 1991, 1993; Snyder e Bredt, 1992; Sehuman e Medison, 1991, 1994; Shibuki e Okada, 1991),
* *Vigilância* (Dzoljic e De Vries, 1994; Bagetta *et al.*, 1994; Nistico *et al.*, 1994; Dzoljic *et al.*, 1996) *e reposição do ritmo circadiano* (Amir *et al.*, 1995),
* *Nocicepção* (Meller *et al.*, 1990, 1993),
* *Controlo das funções sensoriais* (Breer e Shepherd, 1993; Koch *et al.*, 1994),
* *Ingestão de água e alimentos* (Bruhwyler *et al.*, 1993; Amir, 1995),
* *Modulação do comportamento* (Chapman *et al.*, 1992; Nelson *et al.*, 1995),
* *Regulação da excitabilidade neuronal, incluindo convulsões* (Kirkby *et al.*, 1996; Facciolo *el al.*, 1996; Proctor *et al.*, 1996) e *ansiedade* (Facciolo *et al.*, 1996),
* *Envolvimento em funções tróficas* (Williams *et al.*, 1994; Bredt e Snyder, 1994; Northington *el al.*, 1997),
* *Controlo do sistema cerebrovascular* (Bruhwyler *et al.*, 1993; Faraci e Brian, 1994; Van Gelderen e Saxena, 1994; Van Gelderen *etal.*, 1995),
* *Regulação da inflamação* (Salvemini *el al.*, 1995; Schneider-Schaulies *et al.*, 1993; Bolme *el al.*, 1994; Koprowski *et al.*, 1993),
* *Envolvimento em traumas* (Mesenge *et al.*, 1996),
* *Neurotoxicidade* (Dawson *et al.*, 1991; Snyder e Bredt, 1992; Dawson e Dawson, 1996; Ladecola, 1997),

2.1.1 Libertação de neurotransmissores

As descobertas experimentais apoiam o papel do NO na modulação da *libertação de neurotransmissores,* afectando a membrana pré-sináptica como um mensageiro retrógrado. O mecanismo pelo qual actua pode envolver o GMPc como segundo mensageiro (O'Sullivan e Burgoyne, 1990). Foi demonstrado que os dadores de NO (ou seja, nitroprussiato de sódio, nitrosotióis, etc.) estimulam a libertação de GLU (Prast e Phillipu, 1992), bem como de aspartato (ASP). Além disso, o NO inibe a absorção de GLU (Lonart e Johnson, 1994; 1995), enquanto os inibidores da NOS diminuem a libertação de GLU (Montague *e outros,* 1994). A estimulação da libertação de neurotransmissores excitatórios pode ser importante nas doenças neuropsiquiátricas. A perturbação da atividade dos GLU está na base da *esquizofrenia* (Schmidt, 1990, 1991; Bruhwyle *et al.*, 1993). O nitroprussiato de sódio induz um aumento da libertação endógena de dopamina (DA) no estriado, atenuado pelo L-NMMA (Prast e Philippu, 1992; Zhu e Luo, 1992). Estes dados implicam a possibilidade de manipular as funções do SNC, através da modulação do sistema NO e, consequentemente, da DA, para corrigir a deficiência de DA na *doença de Parkinson* (Bruhwyler *el al.*, 1993; Connop *et al.*, 1996). Além disso, o NO pode ser capaz de evocar a libertação de catecolaminas em locais situados a alguma distância dos locais de formação do NO (Youdim e Lavie, 1994). Os dadores de NO estimulam a libertação de acetilcolina (Ach) do prosencéfalo basal (BF, Prast e Phillipu, 1992), enquanto os inibidores da NOS diminuem a libertação de Ach (Prast e Philippu, 1992; Lonart *e col.*, 1992). As regiões do cérebro que contêm sistemas colinérgicos estão envolvidas na função cognitiva. Foi referido que o NO está implicado numa série de doenças neuro degenerativas agudas e crónicas associadas a perturbações da memória, como a *doença de Alzheimer* (Meldrum e Garthwaite, 1990).

2.1.2 Memória e aprendizagem

Enquanto mensageiro retrógrado, o NO afecta a potenciação a longo prazo (LTP, O'Dell *et al.*, 1991) e a depressão a longo prazo (LTD, Shibuki e Okada, 1991), os mecanismos fundamentais da *aprendizagem e* da formação *da memória* através dos quais um determinado neurónio "recorda" os sinais anteriormente recebidos (Snyder e Bredt, 1992; Schmidt e Walter, 1994; Vallance e Moncada, 1994). A memória implica um aumento ou uma diminuição a longo prazo da transmissão através de certas sinapses após a estimulação repetitiva dos neurónios. Nos modelos de memória, determinados neurónios foram estimulados repetidamente e, em seguida, foi detectado um aumento ou uma diminuição persistente da transmissão sináptica (Snyder e Bredt, 1992). O NO libertado pelo neurónio pós-sináptico actua como mensageiro retrógrado no terminal pré-sináptico para aumentar a libertação de neurotransmissores, reforçar a resposta pós-sináptica e aumentar o disparo do neurónio alvo. Assim, o NO afecta a LTP e a LTD (O'Dell *et al.*, 1991; Chapman *et al.*, 1992; Schuman e Medison, 1991, 1994). Esta eficiência sináptica dependente da atividade parece ser o mecanismo através do qual os mamíferos aprendem e recordam (Chapman *et al.*, 1992). Além disso, o NO teria muitas acções que podem atuar para alterar *os eventos sinápticos a curto e a longo prazo* que alteram a função celular. A plasticidade a curto prazo pode durar várias centenas de milissegundos, enquanto a força sináptica também pode ser persistentemente aumentada ou diminuída por períodos de horas a dias durante a plasticidade a longo prazo (Bliss e Collingride, 1993; Linden, 1994). Dado que o NO é livremente difusível, pode afetar a plasticidade em muitas sinapses no domínio local (Schuman e Madison, 1994). *In vivo,* os processos de *aprendizagem espacial e de memória* foram interrompidos por inibidores da NOS, interferindo com a aquisição e a retenção de comportamentos aprendidos em tarefas de aprendizagem espacial (Bohme *et al.*, 1991, 1993). Foi relatado que a LTD é evitada por um inibidor da NOS e pelo azul de metileno, um inibidor da guanilil ciclase (Schuman e Medison, 1994).

2.1.3 Vigilância
O NO medeia uma ativação electrocortical de curta duração, uma resposta de alerta importante no controlo do *estado de excitação* (Bagetta *et al.*, 1993). Os neurónios colinérgicos provenientes dos núcleos tegmentais mesopontinos contêm NOS (Vincent e Hope, 1992). O NO libertado está envolvido em mecanismos que apoiam a neuroactividade conducente ao *estado de vigília* (Pape e Mager, 1994). Assim, foi encontrada uma diminuição significativa dos níveis cerebrais de NO durante o *sono* de ondas lentas (Burlet *et al.*, 1995) em comparação com a vigília ou o movimento rápido dos olhos (Williams *et al.*, 1997), conhecidos como estádios de vigilância com aumento da atividade neuronal. Verificou-se que a atividade da NOS no cérebro do rato é mais elevada durante a fase escura (período ativo), em comparação com a fase clara (período de sono, K£pas *et al.*, 1995). Os resultados sªo coerentes com as constataçıes segundo as quais os inibidores da NOS diminuem a vigília (Dzoljic e de Vries, 1994; Dzoljic *et al.*, 1996). Além disso, o bloqueio dos receptores NMDA, da síntese de NO ou da produção de GMPc no núcleo supraquiasmático inibiu o efeito estimulante da luz sobre a frequência cardíaca. Isto alarga o papel do NO no *ritmo circadiano* do cérebro (Spessert *et al.*, 1995; Amir e Edelstein, 1997).

2.1.4 Perceção da dor
O sistema NO está envolvido na *nocicepção* (Schmidt e Walter, 1994). Foi demonstrado que o NO está envolvido no processamento espinal e supra-espinal da dor (Moore *et al.*, 1991; Babbedge *et al.*, 1993a,b; Meller e Gebhart, 1993). Em diferentes modelos de *dor*, o NO induz hiperalgesia espinhal, resultando na facilitação de estímulos periféricos e sensibilização central (Meller e Gebhart, 1993; Stanfa *e col.*, 1996). Juntamente com a importância da ativação do recetor NMDA no corno dorsal lombar para a manutenção da hiperalgesia térmica e da dor crónica (Woolf *et al.*, 1991; Meller e Gebhart, 1993), foi demonstrado que o sistema NO na medula espinal é necessário para os efeitos nociceptivos agudos do NMDA. Além disso, a imunocitoquímica demonstrou que o corno dorsal da medula espinal é também um local de ação do NO. Este facto é coerente com os dados que mostram a capacidade dos inibidores da NOS administrados por via intratecal para bloquear a hiperalgesia. Do mesmo modo, o L-NAME produziu um efeito antinociceptivo potente e estereosselectivo no teste de lamber a pata induzido pela formalina, no teste de constrição abdominal induzido pelo ácido acético e no teste da placa quente (Moore *et al.*, 1991). Além disso, o L-NAME mantém um efeito antinociceptivo considerável após administração intracerebroventricular (i.c.v.). Isto apoia a hipótese de mecanismos centrais de ação nociceptiva do NO (Babbedge *et al.*, 1993a,b; Moore *et al.*, 1993a,b). Assim, a inibição da NOS ou a inativação da guanilil ciclase podem servir como analgésicos úteis (Meller et Gebhart, 1993; Moore *et al.*, 1993a,b; Gaffen *et al.*, 1994).

Além disso, o NO está envolvido na analgesia periférica. O *efeito analgésico* periférico da Ach também foi proposto como sendo mediado pelo NO (Duarte *et al.*, 1990). A Ach, o L-Arg e o nitroprussiato de sódio induziram analgesia num modelo animal, e o L-NMMA impediu a analgesia induzida pela Ach e pelo L-Arg. A questão de saber se isto é o resultado da produção de NO nos nociceptores ou em células estreitamente associadas a eles e se a via do NO controla a entrada de informação nociceptiva no sistema nervoso requer uma investigação mais aprofundada (Moncada *et al.*, 1991). Após lesão dos axónios periféricos dos neurónios sensoriais, ocorre uma acentuada regulação positiva da expressão da NOS nos neurónios sensoriais primários nos gânglios espinais (Hokfelt *et al.*, 1994).

2.1.5 Função sensorial

O NO pode estar envolvido nas *funções sensoriais,* incluindo a regulação adaptativa da sinalização visual e olfactiva. Foi demonstrado que, ao aumentar ou atenuar as respostas dos receptores de um neurónio num mecanismo dependente do NO com uma estimulação forte (concentração elevada de odorante, luz forte), pode levar ao recrutamento de neurónios adjacentes para aumentar a intensidade do sinal ou pode permitir a adaptação (ao odor, à intensidade da luz) ou a adaptação cruzada (odores diferentes; Breer e Sheperd, 1993; Koch *et al.*, 1994).

2.1.6 Ingestão de alimentos e água

Os inibidores da NOS reduzem a ingestão de alimentos em ratinhos privados de alimentos ou tratados com clordiazepóxido de benzodiazepina. O L-Arg inverte estes efeitos dos inibidores da NOS (Morley e Flood, 1991; Czech, 1996). Por conseguinte, foi sugerido que, juntamente com a noradrenalina (NA) ou a adrenalina, o NO poderia ser um mediador intercelular para a modulação fisiológica da *ingestão de alimentos,* enquanto os inibidores da NOS poderiam ser agentes adequados para o tratamento da obesidade (Bruhwyler *et al.*, 1993). Isto está de acordo com a constatação de que a libertação endógena de NA estimulada pelo NO (Guevara-Guzman *et al.*, 1994; Montague *et al.*, 1994) inibe a absorção de NA (Lonart e Johnson, 1994; 1995), enquanto os inibidores da NOS diminuem a libertação de NA e de adrenalina (Montague *et al.*, 1994) e a absorção de NA (Kiss *et al.*, 1996). Embora *a ingestão de água* possa ser influenciada por diferentes mecanismos (ação direta dos neurónios da sede, libertação de substâncias que afectam esses neurónios ou alteração do equilíbrio hídrico ou eletrolítico no organismo), o L-Arg é capaz de inibir o consumo de água em ratos privados de água, quando injetado na área pré-ótica (Caiapai *et al.*, 1992). Foi demonstrado que os níveis de NOS no sistema hipotálamo-neuro-hipofisário estão aumentados (upregulated) durante a procura de neuro-hormonas, tal como após estimulação osmótica (Luckman *et al.*, 1997). Além disso, no que diz respeito a outras *regulações autonómicas,* verificou-se recentemente que a medula ventrolateral humana, a região que está criticamente envolvida nas funções cardiovasculares, respiratórias e autonómicas, contém abundantes neurónios reactivos à NADPH-d, na proximidade imediata dos neurónios catecolaminérgicos (Benarroch e Smithson, 1997).

2.1.7 Comportamento

O NO também tem sido implicado em diferentes formas de *controlo comportamental* (Bohme *et al.*, 1991, 1993; Chapman *et al.*, 1992; Hdlscher e Rose, 1992). Por exemplo, estudos com ratinhos NOS knockout revelaram um aumento do *comportamento agressivo* e um *comportamento sexual* inadequado excessivo nestes animais (Nelson *et al.*, 1995). A importância dos mecanismos compensatórios em ratinhos sem NOS para a contribuição da NOS na fisiologia celular e no comportamento é ainda desconhecida (Good, 1996). Além disso, os inibidores da NOS diminuíram a *atividade locomotora* (Pudiak *et al.*, 1993; Sandi *et al.*, 1995; Star e Star, 1995) e o reflexo de endireitamento (Dzoljic *el al.*, 1996).

2.1.8 Excitabilidade neuronal

Os inibidores da NOS têm apresentado resultados contraditórios no que respeita ao efeito sobre a excitabilidade neuronal, exercendo efeitos anticonvulsivos (Osonoe *et al.*, 1994; Van Leeuwen *et al.*, 1995) ou pró-convulsivos (Starr e Starr, 1993; Rundfelt *et al.*, 1995). No entanto, foi demonstrado que a atividade pró ou anticonvulsiva dos inibidores da NOS varia em função de numerosos factores, incluindo o modelo de crise, a dose, a via e o momento da administração dos inibidores da NOS (Kirkby *et al.*, 1996). Estas variações comportamentais podem muito provavelmente ser uma consequência da interação regional específica do NO com os diferentes sistemas de propagação de neurotransmissores (Facciolo *et al.*, 1996). Com base nos efeitos exercidos pelo L-NAME, as influências deste inibidor da NOS nos comportamentos convulsivos foram associadas às variações das actividades de ligação das benzodiazepinas nas zonas límbicas. Estas zonas, para além do seu envolvimento na memória e nas tarefas espaciais, estão fortemente ligadas ao controlo dos comportamentos sócio-sexuais, nomeadamente do tipo agressivo-defensivo (Unmeto *et al.*, 1975). Foi demonstrado que os terminais GABAérgicos contêm NOS (Valtschanoff *et al.*, 1993) e que a atividade dos receptores GABA$_A$ é modulada pelo NO (Zarri *et al.*, 1994). Com base em resultados recentes, foi sugerido que a interação entre a inibição da NOS e o complexo GABA$_A$ pode exercer um papel neuroprotector importante no controlo dos *comportamentos convulsivos e ansiolíticos* (Facciolo *et al.*, 1996). De acordo com esta hipótese, os inibidores da NOS, microinjectados na substância cinzenta central dorsal, exercem um efeito ansiolítico (Guimarães *et al.*, 1994). Além disso, os inibidores da NOS bloqueiam as convulsões induzidas pelo antagonista DO GABA$_A$, a bicuculina (Proctor *et al.*, 1996). Nesse modelo epilético, a remoção da inibição GABAérgica local permite a ocorrência de convulsões como resultado da excitação glutaminérgica sem oposição na região límbica. Enquanto a ativação do recetor NMDA GLU desencadeia a síntese de NO (Snyder, 1991), o NO pode, por sua vez, atuar para potenciar a influência excitatória do GLU, agindo como um mensageiro retrógrado para estimular a libertação dependente da despolarização do GLU (O'Dell *et al*, 1991; Schuman e Medison, 1994). Sugeriu-se também que o GMPc desempenha um papel nas convulsões, uma vez que a perfusão de análogos do GMPc nos enxertos do hipocampo desencadeia uma atividade epileptiforme (Freedman *et al.*, 1979) e os níveis de GMPc aumentam em várias regiões do cérebro antes do início da convulsão (Ferrendelli *et al.*, 1980). Foi referido que o NO participa nas consequências funcionais e disfuncionais da neurotransmissão excitatória (por exemplo, excitotoxicidade neuronal e epilepsia) através do GMPc (Dawson *et al.*, 1991). Com base nisto, o NO pode contribuir para a epileptogénese em resposta a uma excitação excessiva mediada por GLU (Proctor *et al.*, 1996). Além disso, a atividade convulsiva mediada pelos EAA pode ocorrer através da ativação subsequente da NOS, uma vez que as injecções i.c.v. de L-Arg exógeno induzem uma ativação comportamental e electroencefalográfica (EEG) (Mollace *et al.*, 1991). O L-Arg também apresenta efeitos proconvulsivos em ratos tratados com doses subconvulsivas de NMDA e estes efeitos são evitados pelo L-NAME. As soluções de NO instiladas i.c.v. produzem episódios convulsivos breves mas violentos em ratos (Smith *et al.*, 1991). Além disso, resultados de modelos animais de epilepsia mostraram que o NO medeia o aumento do fluxo sanguíneo cerebral (CBF) após a aplicação de pentilenotetrazol (Faraci *et al.*, 1993) e bicuculina (Pereira de Vasconceros *et al.*, 1995). Dados recentes implicam que uma fonte neuronal de NO desempenha um papel no aumento do FSC evocado por convulsões induzidas por cainato (Mont6cot *et al.*, 1997) ou vasodilatação cerebral em resposta a NMDA (Faraci e Brian, 1995). Assim, o papel do NO nos fenómenos convulsivos é complexo e ainda pouco claro.

2.1.9 Funções tróficas

No que diz respeito aos potenciais locais de ação celular, estes incluem uma série de enzimas envolvidas no metabolismo celular e na síntese de ADN. Estas acções do NO desempenham claramente um papel na modulação da atividade celular e da proliferação celular. Assim, foi referido que, no sistema nervoso, o NO pode ter uma função trófica, actuando como um mensageiro retrógrado para axónios encravados, estabelecendo assim outras ligações sinápticas (Williams *et al.*, 1994; Bredt e Snyder, 1994; Northington *et al.*, 1997). Além disso, a expressão transitória da n-NOS no sistema nervoso pode refletir um papel nos processos de desenvolvimento (Bredt e Snyder, 1994; Mendez-Medina *et al.*, 1994). Do mesmo modo, foi demonstrado que a atividade da NOS apresentava um padrão de desenvolvimento associado aos processos maturativos do cérebro (Lizasoain *et al.*, 1996) e da retina (lentile *et al.*, 1996). Propõe-se que a produção de níveis elevados de NO ocorra imediatamente antes da *sinaptogénese* (lentile *et al.*, 1996).

2.1.10 Circulação cerebral

Uma caraterística única do controlo circulatório cerebral é o fraco funcionamento do nervo vasoconstritor adrenérgico e o funcionamento dominante dos *nervos vasodilatadores NANC* (Kelly *et al.*, 1995). Os resultados apoiam fortemente a hipótese de que o NO actua como um neurotransmissor nos nervos vasodilatadores das artérias cerebrais (Toda *et al.*, 1990a,b; Toda e Okamura, 1991). Os axónios das NANC são abundantes nas artérias cerebrais anteriores e médias proximais, mas são menos numerosos nas pequenas artérias piais (Adachi *et al.*, 1992; Northington *et al.*, 1992; Toda, 1993;

Faraci e Brian, 1994; Van Gelderen e Saxena, 1994; Van Gelderen *et al* 1995). O papel do NO na regulação do FSC basal e da dilatação cerebrovascular dependente da atividade em modelos experimentais é apoiado por uma quantidade significativa de dados (Faraci *et al.,* 1993; Dirnagl *el al.,* 1994; Faraci e Brian, 1994; Zhang *el al.,* 1994). O NO derivado das NANC actua para manter o tónus cerebrovascular e o FSC necessário no cérebro, mesmo numa emergência circulatória. Foi demonstrado que as caraterísticas da produção e da ação do NO são semelhantes nos nervos das NANC cerebrais e nas células endoteliais (Toda e Okamura, 1991). Em algumas artérias de primatas, a função nervosa vasodilatadora desenvolve-se com a idade, embora não tenha sido determinado se tal se deve à maturação dependente da idade dos nervos perivasculares ou ao aumento da sensibilidade do músculo liso aos nitrovasodilatadores com a idade. Os inibidores da NOS podem prejudicar a resposta à estimulação nervosa, mas não afectam o relaxamento causado pelo NO (Toda *el al.,* 1990a,b; Toda e Okamura, 1991). Estes dados são suficientes para apoiar o conceito de transmissão neuro-humoral com NO dos nervos vasodilatadores para o músculo liso cerebroarterial. O NO libertado pelo endotélio também medeia a dilatação cerebroarterial em resposta a estímulos químicos (substâncias vasodilatadoras) ou físicos (alteração do fluxo sanguíneo). As respostas neurogénicas através do NO são observadas de forma semelhante em mamíferos primatas e subprimatas, enquanto a resposta mediada pelo NO sintetizado no endotélio após a ativação de receptores de arrastamento varia frequentemente entre espécies animais. Estudos recentes sobre células musculares lisas em cultura indicam que a produção de NO também se deve à expressão de i-NOS após estimulação com citocinas ou lipopolissacarídeos (LPS) (Buse *el al.,* 1992). No entanto, o NO derivado do nervo e do endotélio desempenha, sem dúvida, um papel importante na regulação do tónus vascular cerebral *in vitro* e *in vivo*. As alterações das funções vasculares causadas pelos inibidores da NOS *in vivo* reflectem o papel fisiológico do NO libertado pelo nervo e/ou pelo endotélio em condições de repouso (Toda, 1993).

Além disso, os dados anatómicos e neuroquímicos sugerem um papel dos neurónios colinérgicos da BF na *regulação do FSC cortical* através da via NO/cGMP (Bruhwyler *et al.,* 1993). A destruição excitotóxica dos neurónios BF resultou numa redução da inervação colinérgica do córtex cerebral e numa diminuição correspondente do FSC quando a perda de inervação colinérgica excede os 40% (Arneric, 1989). O mecanismo mais plausível sugerido é que o NO livremente difusível, como segundo mensageiro transmissor, foi libertado dos neurónios do BF, activando a guanilil ciclase nas células adjacentes (Dirnagl *et al.,* 1994; Ishizaki *et al.,* 1991; Toda e Okamura, 1991). O aumento da disponibilidade de substrato para a NOS com a administração intravenosa de L-Arg aumentou modestamente a resposta induzida pelo BF, enquanto um inibidor da NOS bloqueou a resposta do CBF cortical induzida pelo BF (Raszkiewicz *et al.,* 1992),

De igual modo, foi demonstrado que o NO participa na regulação do FSC e da resistência cerebro-vascular (CVR) em condições de normóxia (Kozniewska *et al.,* 1992; Wang *et al.,* 1995). Ultimamente, tem sido sugerido que o NO desempenha um papel ainda mais importante na regulação do tónus vascular cerebral e aumenta o FSC durante a hipoxemia do que durante a normoxemia (Crabb e Harding, 1996). Assim, em condições de isquémia cerebral, foi demonstrado que a n-NOS e o seu mRNA aumentam (upregulated) nos neurónios NANC (Zhang *et al.,* 1994). No entanto, um dos aspectos mais importantes da circulação cerebral é o acoplamento entre a atividade metabólica cerebral e o CBF. O NO parece ser uma molécula de acoplamento fundamental que liga as alterações do FSC e do metabolismo. Foi demonstrado que os inibidores da NOS reduzem as respostas regionais do FSC induzidas pelos neurónios (Goadsby *et al.,* 1992; Northington *et al.,* 1992; Lindauer *et al.,* 1996).

No que respeita à *enxaqueca,* a dor deve-se provavelmente à despolarização dos terminais nervosos perivasculares das NANC (Moskowitz e Macfarlane, 1993). Os vasos sanguíneos cerebrais grandes contêm muito mais n-NOS do que os pequenos. A ligação entre o diâmetro dos vasos sanguíneos cerebrais e os níveis de n-NOS enquadra-se nos estudos fisiológicos que mostram um mecanismo de relaxamento das NANC proeminente nos grandes vasos cerebrais, que pode desempenhar um papel na fisiopatologia da enxaqueca (Toda, 1981; Snyder e Bredt, 1991).

Além disso, os resultados obtidos com a utilização de inibidores da NOS sugerem que a produção de NO contribui para a rutura da *barreira hemato-encefálica* durante várias condições inflamatórias (Hurst e Clark, 1997), esclerose múltipla (Johnson *et al.,* 1995; Thompson *et al.,* 1992), meningite bacteriana (Boje *et al.,*

1996), isquémia cerebral (Chi *et al.*, 1994) e hipertensão aguda (Mayhan, 1995). Na hipertensão aguda, os inibidores da NOS impedem a rutura da barreira hemato-encefálica mediada pelo NO (Mayhan, 1995).

Para além do NO derivado do endotélio no sistema nervoso, foi demonstrado que o NO é produzido noutros tecidos extraneuronais. As células gliais (principalmente a microglia) também sintetizam NO através da i-NOS. Os astrócitos expressam i-NOS e n-NOS, embora em níveis inferiores aos dos neurónios (Murphy *et al.*, 1995).

2.1.11 Inflamação

Durante a *inflamação sistémica* induzida pela injeção intraperitoneal de LPS, os níveis cerebrais de ARNm da i-NOS são afectados, com um aumento da expressão na pituitária anterior, no plexo corioide e nas meninges e, mais tarde, no núcleo paraventricular e no núcleo arqueado. Este fenómeno é acompanhado pela produção de NO no parênquima cerebral e no LCR (Mitrovie *et al.*, 1994, 1995). Uma vez que as citocinas e os LPS não estão presentes no cérebro normal nas quantidades que causam a indução da enzima *in vitro,* os resultados mostraram que a expressão da i-NOS só ocorrerá *in vivo* em condições patológicas, como *inflamação/infeção ou lesão,* enquanto os inibidores da NOS podem ter efeitos anti-inflamatórios (Salvemini *et al.*, 1995). Só recentemente foram encontradas provas da indução da i-NOS no SNC *in vivo*, que são fornecidas por modelos de infecções agudas do SNC, reacções auto-imunes, isquémia, convulsões, enxaqueca, hiperalgesia espinal, tolerância aos opiáceos e lesões traumáticas. Em vários destes estudos, especialmente nos que utilizam inibidores da NOS, não é claro se a NOS induzida é a i-NOS ou a c-NOSs (n-NOS ou e-NOS). Assim, fármacos bloqueadores selectivos da NOS são essenciais para avaliar o papel do NO em processos fisiológicos e fisiopatológicos com implicações clínicas e terapêuticas particulares (Mesenge *et al.*, 1996).

Durante a *infeção viral* aguda ou crónica no SNC, é produzida uma variedade de citocinas em quantidades crescentes, incluindo o interferão gama e a interleucina-1 (Frei *et al.*, 1988; Beveniste, 1992; Sclmeider-Schaulies *et al.*, 1993). Estudos demonstram que a i-NOS é expressa *in vivo* no cérebro durante uma infeção viral aguda (Adams *et al.*, 1990). Recentemente, essa indução da i-NOS foi comunicada *in vivo* noutras infecções do SNC, como a *toxoplasmose cerebral* aguda (Gazzinelli *et al.*, 1993) e a redução da replicação do *Toxoplasma gondii* com NO produzido pela i-NOS ou libertado pelo nitroprussiato de sódio (Bohne *et al.*, 1994). Além disso, foi sugerido um possível papel citotóxico do NO nestas condições pelo facto de os macrófagos que exprimem a i-NOS e produzem NO terem demonstrado ser citotóxicos para as células infectadas com agentes patogénicos intracelulares (Adams *el al.*, 1990) e para as células tumorais (Stuehr e Nathan, 1989). Esta toxicidade pode resultar na promoção da eliminação de vírus das células infectadas e/ou contribuir para danos nos tecidos através de efeitos citotóxicos nas células vizinhas não infectadas.

Além disso, a expressão da i-NOS foi registada durante a *encefalite alérgica experimental* (EAE), um processo desmielinizante autoimune considerado como um modelo para a *esclerose múltipla humana* (EM; Koprowski *el al.*, 1993).

Quando estimulados por interferão-a e interleucina-B *in vitro,* os astrócitos humanos produzem NO, enquanto as células microgliais geram radicais de oxigénio. A i-NOS está presente nas lesões de EM (Okuda *et al.*, 1995) e a sua inibição atenua o desenvolvimento da EAE em roedores (Zhao *et al.*, 1996). Foi demonstrado que os cérebros de animais com EAE expressam níveis elevados de citocinas (Benveniste, 1992). Além disso, foi recentemente demonstrado que a citotoxicidade microglial activada por citocinas para os oligodendrócitos *in vitro* é mediada pelo NO (Merrill *et al., I.,* 1993). Por conseguinte, é sugerida uma fonte glial e um possível papel citotóxico do NO produzido pela i-NOS durante a desmielinização do SNC *in vivo*. Na doença autoimune EAE, produzida experimentalmente, a microglia destrói os oligodendrócitos de forma dependente do NO (Merrill *et al.*, 1993). Foram encontrados macrófagos infiltrantes positivos para i-NOS em áreas necróticas, pelo que a lesão da mielina e dos oligodendrócitos na EM resulta num aumento da produção de NO mediado por citocinas pelos macrófagos/micróglia (Okuda *et al.*, 1995). Verificou-se um aumento da expressão de i-NOS em ratos que desenvolvem EAE e que precede os sinais e sintomas clínicos detectáveis (Koprowski *et al.*, 1993). No entanto, a administração de inibidores da NOS derivados do L-Arg na neurite autoimune experimental e na encefalomielite autoimune experimental teve pouco ou nenhum efeito (Zielasek *etal.*, 1995).

2.1.12 Trauma

À semelhança dos processos inflamatórios no SNC, *a lesão traumática* do cérebro resulta num aumento da expressão de citocinas como a interleucina-1 por células residentes e macrófagos infiltrantes, criando um ambiente propício à indução da i-NOS *in vivo*. Em dois modelos de lesão traumática, a facada cerebral e a avulsão da raiz espinal ventral, foi registada a expressão da i-NOS *in vivo* (Moncada *et al.*, 1991; Vallance e Moncada, 1994; AnggSrd, 1994; Dawson e Dawson, 1996). Além disso, os inibidores da NOS reduziram o défice neurológico após uma lesão cerebral traumática (Mesenge *etal.*, 1996).

2.1.13 Neurotoxicidade

O NO pode estar envolvido nas alterações patológicas que ocorrem com a *isquémia e as convulsões* (Dawson *et al.*, 1991). Sugere-se que o NO desempenha um papel na excitotoxicidade mediada pelos receptores NMDA (Dawson *et al.*, 1991), enquanto os inibidores da n-NOS podem ser úteis no tratamento de doenças neurológicas em que os mecanismos excitotóxicos desempenham um papel (Buisson *et al.*, 1992; Dawson e Snyder, 1994; Schulz *et al.*, 1995). Assim, a produção de NO neuronal parece exacerbar a lesão isquémica aguda, enquanto o NO vascular protege após a oclusão da artéria cerebral média. Estes dados sublinham a importância do desenvolvimento de inibidores selectivos da n-NOS (Huang *et al.*, 1994). Além disso, foi também demonstrado que a NOS liberta intermediários reactivos de oxigénio na presença de baixas concentrações de L-Arg ou tetrahidrobiopterina (Heinzl *et al.*, 1992; Pou *et al.*, 1992). Além disso, o NO reage com intermediários reactivos de oxigénio, como o superóxido e o peróxido, formando aniões peroxinitrato ainda mais tóxicos, que têm sido implicados no desenvolvimento de muitas doenças, como a lesão de reperfusão por isquémia e a inflamação (Beckman *etal*, 1990; Radi *et al.*, 1991; Noronha-Dutra *el al.*, 1993; Kooy e Royall, 1994). Por conseguinte, é possível que não só o NO, mas também os radicais de oxigénio reactivos estejam envolvidos na lesão tecidular, enquanto os inibidores da NOS poderiam ser protectores (Ishii *et al.*, 1997).

A inibição da NOS produziu efeitos contraditórios sobre o resultado de *insultos cerebrais e da medula espinal*. Em contraste com os resultados obtidos com inibidores não selectivos da NOS, os estudos que utilizaram inibidores da n-NOS e da i-NOS mostraram uniformemente uma redução do tamanho do enfarte. Estes resultados sugerem que tanto a atividade da n-NOS como da i-NOS são prejudiciais para o cérebro isquémico, ao passo que a atividade da e-NOS pode ser protetora, pelo menos nas fases iniciais (Margaill *et al.*, 1997). Assim, imediatamente após a isquémia, a administração intravascular de L-Arg ou de dadores de NO como o nitroprussiato de sódio e a 3-morfolino-sidnonimina reduz o tamanho do enfarte, melhorando o fluxo sanguíneo na penumbra, que circunda o tecido isquémico. No entanto, o L-Arg não é eficaz quando é administrado mais de 30 minutos após a indução da isquémia, enquanto os fármacos geradores de NO perdem a sua eficácia mais de 2 horas após a isquémia. Evidentemente, o efeito benéfico da produção de NO a nível vascular é protetor apenas durante as fases muito precoces da isquémia cerebral (ladecola, 1997). Consistente com o aumento da transmissão glutaminérgica, a excitabilidade NMDA e a consequente atividade da n-NOS no cérebro, a isquémia-reperfusão é resistente à GLU das culturas neuronais e dos ratos knockout da n-NOS (ladecola, 1997). Dados recentes apoiam um papel neuroprotector dos inibidores da NOS na isquémia global transitória no gerbo (Kolmo *el al.*, 1997). Uma melhor compreensão do equilíbrio entre as funções fisiológicas do NO e os mecanismos de toxicidade determinará o potencial terapêutico da modulação da produção de NO (Varner e Beckman, 1995).

O papel importante do GLU e do Ca^{2+} nos mecanismos de *lesão celular* induzida por hipoxia ou *isquémia* cerebral grave tem sido sublinhado (Chleide *et al.*, 1991; Dawson *et al.*, 1991). Foram obtidas provas convincentes relacionadas com o envolvimento do NO em processos neurotóxicos em experiências que demonstraram que a produção de NO após a ativação do recetor NMDA induziu danos prolongados em culturas corticais primárias de ratos (Dawson *et al.*, 1991) e em fatias de hipocampo de ratos (Izumi *et al.*, 1992). Do mesmo modo, as culturas corticais expostas a dadores de NO, nitroprussiato de sódio e S-nitroso-N-acetilpenicilamina, apresentaram uma neurotoxicidade retardada, que segue o mesmo curso temporal que a neurotoxicidade NMDA (Dawson e Dawson, 1996). A eliminação da n-NOS através da tecnologia transgénica resulta numa cultura resistente à neurotoxicidade NMDA, indicando que os neurónios n-NOS são a fonte de

NO neurotóxico (Dawson e Dawson, 1996). A maior parte da destruição neural no AVC parece resultar da libertação maciça de GLU, que, activando os receptores NMDA, com a estimulação consecutiva da NOS e o aumento da atividade do sistema NO/cGMP, provoca uma excitação excessiva que conduz à morte neuronal (Snyder e Bredt, 1992; Choi, 1993). Este modelo é apoiado pela capacidade dos inibidores da NOS para bloquear os *efeitos neurotóxicos* do GLU e do NMDA em culturas cerebrais (Dawson *et al.*, 1991). Os resultados obtidos em cultura foram transpostos para modelos clinicamente relevantes, uma vez que, em várias espécies, doses baixas de inibidores da NOS, administradas após a ligadura da artéria cerebral média, proporcionam uma proteção acentuada contra lesões causadas por acidentes vasculares cerebrais (Nowicki *et al.*, 1991). Assim, o NO, quer seja sintetizado endogenamente ou produzido diretamente a partir de um dador de NO, parece ser um sinal primário na sequência de eventos que conduzem à morte neuronal (Loiacono *et al.*, 1992).

A destruição neurotóxica por NMDA de neurónios em cultura, um modelo de *acidente vascular cerebral,* pode matar 90% dos neurónios, enquanto os neurónios NADPH-d são completamente preservados (Snyder e Bredt, 1992). Além disso, os neurónios estriatais que exprimem a NADPH-d são poupados na *coreia de Huntington* (Ferrante *et al.*, 1985; Kowall *et al.*, 1987; Morton *et al.*, 1993), embora ocorra uma diminuição significativa da coloração da NADPH-d no neurópilo estriatal nesta doença (Morton *et al.*, 1993). Além disso, os neurónios NADPH-d positivos sobrevivem em maior número do que os neurónios NADPH-d negativos vizinhos na *demência de Alzheimer* (Hyman *et al.*, 1992), na *isquémia* (Uemura *et al.*, 1990), em algumas formas de *excifoloxicidade* (Koh *et al.*, 1988) e na *esclerose lateral amiotrófica* (ELA; Wetts e Vaughn, 1994). Algo na NOS faz com que os neurónios resistam a danos neurotóxicos. Surgiu um paradoxo porque o produto da NOS, o NO, é também um resultado da atividade do GLU, enquanto o próprio GLU é responsável pela neurotoxicidade. Uma possível explicação poderia ser que o NO é tóxico para os neurónios adjacentes (Snyder e Bredt, 1992, Rogers e Ignarro, 1992; Rengsatny e Johnson, 1993). No entanto, a expressão da NOS não torna necessariamente um neurónio resistente à excitotoxicidade (Endoh *et al.*, 1994). A resolução deste paradoxo poderia proporcionar oportunidades terapêuticas para os principais estados patológicos neurológicos, incluindo a coreia de Huntington, a demência de Alzheimer e o acidente vascular cerebral (Snyder e Bredt, 1992).

2.2 Nervos não adrenérgicos não colinérgicos (NANC)
Os nervos cujo transmissor não é a Ach nem a NA (sistema NANC; neurónios nitrérgicos) encontram-se nos sistemas cardiovascular, respiratório, gastrointestinal e genitourinário. Em cada um destes sistemas, os estudos imunohistoquímicos estabeleceram que a n-NOS está presente nos neurónios NANC (Bredt *et al.*, 1990), concentrando-se nos axónios neuronais (Llewellyn-Smith *et al.*, 1992; Berezin *el al.*, 1994), e que a sua expressão é aumentada após uma lesão nervosa (Wu *et al.*, 1994; Vizzard *et al.*, 1995). As células musculares lisas contêm o recetor do NO, a guanilil ciclase solúvel. Assim, em vias específicas do SNP, o NO funciona como um neurotransmissor NANC em todo o corpo, produzindo o relaxamento do músculo liso na vasculatura cerebral, nos sistemas respiratório, urogenital e gastrointestinal, onde está envolvido na vaso/broncodilatação, no peristaltismo intestinal e na ereção peniana (Burnstock, 1981; Bredt, 1996).

Os neurónios NANC periféricos utilizam normalmente o NO como um dos muitos neuromediadores para diminuir a contratilidade do tónus muscular liso, cardíaco e possivelmente esquelético e o Ca intracelular^{2+} . *Os neurónios NANC cardíacos* inervam os pacemakers e o miocárdio para mediar influências autonómicas inotrópicas negativas (Balligand *el al.*, 1993),

Nos *brônquios* humanos *in vitro,* a broncodilatação mediada pelos neurónios NANC é bloqueada por inibidores da NOS (Belvisi *et al.*, 1992) e os resultados da inalação de NO por seres humanos saudáveis (Gustafsson *et al.*, 1991) sugerem o papel fisiológico do NO nos mecanismos que combinam a ventilação e a perfusão (Wiklund *et al.*, 1990).

No *sistema geniturinário,* o NO relaxa o músculo liso do trato urinário superior e inferior (Persson *et al.*, 1993), do útero (Kurtzman *et al.*, 1993) e dos corpos cavernosos (Hibbs *el al.*, 1988). Recentemente, a atividade da NOS foi encontrada em úteros de ratos e humanos (Kurtzman *et al.*, 1993), enquanto a administração de inibidores da NOS bloqueia o parto em ovelhas (Heymann *et al.*, 1993). Esses resultados implicam que a produção basal de NO mantém o útero em um estado quiescente durante a gravidez (Natuzzi *et al.*, 1993). Os nervos NANC foram identificados por imunohistoquímica no corpo cavernoso humano (Leone *et al.*, 1994), enquanto os inibidores da NOS bloqueiam o relaxamento neurogénico do corpo cavernoso (Raifer *et al.*, 1992; Burnett at el., 1992). Assim, o corpo cavernoso relaxa em resposta à estimulação dos nervos NANC para causar a ereção do pénis. O L-NMMA bloqueia a ereção em animais experimentais (Burnett *et al.*, 1992), enquanto os dadores de NO promovem a ereção em doentes (Meyhoff *et al.*, 1992). Pensava-se anteriormente que as substâncias vasoactivas, como o peptídeo intestinal vasoativo (VIP) e a substância P, eram mediadores da ereção peniana. No entanto, foi demonstrado que o NO é o principal mediador fisiológico da ereção peniana.

No *sistema gastrointestinal,* a produção de NO em resposta à estimulação nervosa medeia o relaxamento adaptativo do estômago (o mecanismo pelo qual o intestino acomoda os alimentos, Desai *et al.*, 1991), o relaxamento dos esfíncteres (incluindo o esfíncter de Oddi; Kaufman *et al.*, 1993) e a parte relaxante no ciclo peristáltico (Burleigh, 1992). No intestino humano, foram demonstrados neurónios NANC no plexo mioentérico (Mearin *et al.*, 1993), no esfíncter de Oddi (Kaufman *et al.*, 1993) e no esfíncter duodenal (Vanderwinden *et al.*, 1992).

No *músculo estriado* do esófago, a imunoreactividade da NOS está confinada às fibras nervosas NANC que terminam em placas terminais motoras (Worl *et al.*, 1997). Além disso, para além do sistema NANC, no *músculo esquelético,* o NO está confinado ao sarcolema das miofibras de contração rápida, onde atenua o desenvolvimento da força (Nakane *et al.*, 1993; Kobzbik *et al.*, 1994). A indução de NOS nos *motoneurónios espinais* adultos foi associada à morte motoneuronal e foi sugerido que o NO está envolvido na morte celular induzida pela privação de factores tróficos (Kanda, 1996).

2.3 Sistema Cardiovascular

Os papéis biológicos do NO foram reconhecidos pela primeira vez no sistema cardiovascular. Furchgott e Zawadzki (1980) descobriram que o relaxamento dos vasos sanguíneos em resposta à Ach requer o endotélio, que liberta uma substância lábil que se difunde para o músculo liso adjacente. Este fator de relaxamento endógeno parece ser o NO, o metabolito ativo da nitroglicerina e de outros nitratos orgânicos, uma vez que todos eles dilatam os vasos sanguíneos estimulando a formação de GMPc através da ativação da guanilil ciclase (Arnoldt *et al.*, 1977). Em condições fisiológicas, a principal fonte de NO no sistema cardiovascular é a e-NOS e, em alguns vasos, a n-NOS proveniente dos neurónios NANC. Apenas em condições patológicas, a i-NOS é expressa noutras células, incluindo o músculo liso vascular, produzindo maiores quantidades de NO. Os principais papéis do NO no sistema cardiovascular são o controlo do tónus vascular e das funções das plaquetas e dos leucócitos (Vallance e Moncada, 1994).

É provável que o tónus vasodilatador dependente de NO seja inteiramente regulado localmente e, como tal, é provavelmente um dos mecanismos adaptativos mais simples e, no entanto, mais fundamentais no sistema cardiovascular. A evidência disponível, portanto, indica que o sistema cardiovascular está num estado de constante vasodilatação ativa dependente da geração de NO. De facto, o NO pode agora ser considerado o vasodilatador endógeno (Moncada *et al.*, 1988).

2.3.1 *En doth eliaf ceils*

Verificou-se que as células endoteliais geram NO suficiente a partir do L-Arg para serem responsáveis pela atividade relaxante derivada do endotélio (Palmer *et al.*, 1987). O NO é crucial na regulação do fluxo sanguíneo e da pressão sanguínea (Moncada *et al.*, 1991) e também inibe a agregação e a adesão das plaquetas (Radomski *et al.*, 1987); estas acções são mediadas através da estimulação da guanilil ciclase solúvel. Foi demonstrado um relaxamento dependente do endotélio e inibível por L-NMMA em artérias, veias e microvasculatura isoladas. A infusão sistémica de inibidores da NOS aumenta a pressão arterial através da inibição da e-NOS (Calver *et al.*, 1993). A administração local de L-NMMA na artéria braquial do homem reduz o fluxo sanguíneo do antebraço em 40%. Assim, os vasos de resistência estão num estado contínuo de vasodilatação mediada por NO. No entanto, a libertação basal de NO não controla o tónus de repouso das veias periféricas, embora possa ter um efeito nas veias centrais (Angg&rd, 1994). O NO derivado do endotélio inibe a adesão plaquetária e a adição de L-NMMA a um leito vascular perfundido *in vitro* aumenta a adesão de plaquetas e leucócitos (Vallance *et al.*, 1989; Radomski *et al.*, 1987; Kubes *et al.*, 1991). No entanto, a administração a curto prazo de um inibidor da NOS a animais saudáveis (Remuzzi *et al.*, 1990) ou a seres humanos (Vallance *et al.*, 1992) não causa agregação plaquetária generalizada. Estes resultados implicam que o NO derivado do endotélio, juntamente com a prostaciclina, formam uma camada de defesa contra a agregação de plaquetas activadas. Por conseguinte, o papel fisiológico do NO derivado do endotélio é proporcionar vasodilatação e impedir a adesão de plaquetas e leucócitos (AnggArd, 1994). Além disso, o sistema NO está presente nas *plaquetas* humanas e o NO sintetizado por essa c-NOS pode atuar como um sistema de feed-back negativo para limitar a extensão da ativação da c-NOS (Radomski *et al.*, 1990).

Consequentemente, o endotélio mantém a pressão e o fluxo sanguíneos, enquanto a lesão do endotélio conduz a doenças cardiovasculares (Calver *et al.*, 1993; Vene *et al.*, 1990). As anomalias genéticas na hipercolesterolemia familiar (Flavahan, 1992) e na diabetes mellitus insulino-dependente de tipo I (Calver *et al.*, 1992) provocam uma resposta vascular anormal dependente do endotélio. A disfunção endotelial adquirida está associada ao tabagismo e à hiperlipidemia alimentar (Henderson, 1991). O efeito líquido da libertação diminuída de mediadores endoteliais, como o NO e a prostaciclina, é a perda do tónus vasodilatador e uma resposta vasoconstritora exagerada e paradoxal ao stress físico e mental (AnggArd, 1994).

Em contrapartida, a produção excessiva de NO pela i-NOS induzida no músculo liso vascular, nas células endoteliais, nos leucócitos, no endocárdio e no miocárdio por endotoxinas na sépsis e no choque endotóxico causa vasodilatação generalizada, hipotensão e diminuição da contratilidade do miocárdio. Este fenómeno é bloqueado por inibidores da NOS, restaurando a pressão arterial e a reatividade vascular a agentes pressores em modelos animais e no homem (Calver *el al.*, 1993; Laszlo *et al.*, 1995). Mesmo no choque hemorrágico irreversível, o L-NAME supera a paralisia vascular (Thiemermann *et al.*, 1993).

2.3.2 . Miocárdio
A função cardíaca é regulada tanto pelos nervos noradrenérgicos simpáticos como pelos nervos colinérgicos vagais, mas existe também uma inervação extensa das NANC (Pabla e Curtis, 1996). Recentemente, a NOS induzida foi detectada em fibras que inervam cardiócitos condutores e contrácteis, células ganglionares cardíacas e artérias coronárias e tanto as actividades da c-NOS como da i-NOS estão presentes no miocárdio humano (De Beider *et al.*, 1993). A c-NOS está presente no miocárdio e no endocárdio (Henderson *et al.*, 1992; Finkel *et al.*, 1992), enquanto o ventrículo cardiomiopático expressa a i-NOS (De Beider *et al.*, 1993, 1995). No entanto, os inibidores da NOS geralmente causam uma queda e não um aumento do débito cardíaco, provavelmente devido a alterações reflexas na resistência periférica e aumento da pressão arterial (Klabunde *et al.*, 1991; Petros *et al.*, 1994). Além disso, a deficiência de NO induziu enfarte do miocárdio em ratos espontaneamente hipertensos hipercolesterolémicos propensos a acidentes vasculares cerebrais (Ikeda *et al.*, 1997), enquanto a inibição aguda da biossíntese de NO pelo L-NAME causa necrose do miocárdio (Moreno *et al.*, 1997). No entanto, na estirpe de ratos geneticamente hipertensos, a estrutura cardiovascular tem sido mais sensível à inibição da NOS do que na estirpe de ratos normais ou espontaneamente hipertensos (Ledingliham e Laverty, 1997). Resultados recentes indicam que o L-NOARG não inibe completamente a síntese de NO pelas células endoteliais em pequenas artérias coronárias humanas isoladas e que o relaxamento não dependente de NO à bradicinina parece ser mediado por um mecanismo vasodilatador sensível ao K^+, possivelmente o fator hiperpolarizante derivado do endotélio (Kemp e Cocks, 1997).

Além disso, a produção de NO é influenciada por alterações hormonais cíclicas nas mulheres, com um aumento significativo a meio do ciclo, protegendo contra doenças cardiovasculares no período pré-menopausa (Kharitonov *et al.*, 1994).

2.4 Outros sistemas
2.4.1 Sistema imunitário
Foi sugerido que a produção de NO teve origem numa antiga defesa de primeira linha contra parasitas intracelulares. Embora a maioria das actividades mensageiras do NO se baseie na expressão e regulação específicas das c-NOSs dependentes de Ca^{2+} (n-NOS e e-NOS), quase todas as células são capazes de expressar i-NOS independente de Ca^{2+} durante a resposta imunitária mediada por células (Nathan e Hibbs, 1991; Nathan e Xie, 1994). Assim, as células produzem NO como uma arma biológica (Snyder e Bredt, 1992; HOlsher *et*

al., 1995).

A ativação da defesa imunitária resulta na indução da i-NOS dos macrófagos, que gera grandes quantidades de NO. Quando um macrófago encontra um agente patogénico, engole o organismo e mata-o com NO, causando danos oxidativos maciços. O NO é eficaz contra vários micróbios (vírus, bactérias, parasitas e helmintas), bem como contra as células tumorais e os aloantigénios (Knox *et al.*, 1994). Uma reação entre o oxigénio e o NO leva à formação de oxidantes fortes (dióxido de azoto e peroxinitratos) que são ainda mais tóxicos do que o próprio NO. Em alguns casos, o aumento das defesas imunológicas torna-se tóxico para o hospedeiro, com danos oxidativos graves, hipotensão e choque. Assim, o NO é um mediador tóxico utilizado para a defesa do hospedeiro, contribuindo para a resposta inflamatória local e sistémica e potencialmente danificando as células do hospedeiro (AnggArd, 1994).

No entanto, a indução de i-NOS e de respostas imunitárias mediadas por células por citocinas ou produtos microbianos pode envolver reacções específicas, como o reconhecimento de antigénios específicos pelas células T, enquanto a resposta imunitária mediada por células por NO é sempre inespecífica. O NO produzido pelos macrófagos suprime a função dos linfócitos e pode ter um papel especial na inibição de certos subtipos de linfócitos T (Liew *et al.*, 1991). Assim, o NO pode também ter um papel de modulador imunitário, regulando a função dos linfócitos. Outras células do sistema imunitário, incluindo os neutrófilos (Kirk *et al.*, 1990) e os linfócitos (Salveinini *et al.*, 1989), podem também libertar NO, que actua como modulador imunitário.

2.4.2 , Sistema respiratório

A NOS está presente no epitélio pulmonar e noutras células pulmonares e o NO pode ser um mediador fisiológico no sistema respiratório (Jorens *et al.*, 1993), causando broncodilatação dependente do nervo NANC (Barnes, 1993). A produção reduzida de NO pode estar envolvida em condições de vasoconstrição pulmonar (Sprague *et al.*, 1992). Por conseguinte, os inibidores da NOS aumentam a resistência vascular pulmonar. Ao contrário, a inalação de NO abole a vasoconstrição pulmonar em humanos. Nos macrófagos alveolares, o NO constitui uma importante primeira linha de defesa do hospedeiro contra a infeção no pulmão e o NO é um componente essencial da atividade microbicida dos macrófagos activados por citocinas (Persson *et al.*, 1994; Kharitonov *et al.*, 1994).

2.4.3 , Sistema Gastroin tes final

No sistema gastrointestinal, a transmissão de NO está presente no plexo mioentérico do estômago e do intestino, responsável pela dilatação gástrica e pelo peristaltismo (Desai *et al.*, 1991). A transmissão de NO foi identificada no esófago inferior, no esfíncter illeocolónico e nos esfíncteres interno e anal. No músculo liso do intestino, o papel essencial do NO é particularmente evidenciado pelo desenvolvimento de um estômago grosseiramente alargado e pelo espasmo do esfíncter e da camada muscular circular em ratinhos com falta de n-NOS (Huang *et al.*, 1993). Outros dados demonstram que o NO é libertado no estômago e na parede do cólon durante a atividade do nervo vagal, em concentrações capazes de causar a inibição das contracções do músculo liso *in vivo* (Iversen *et al.*, 1997). Evidentemente, o NO tem papéis importantes no trato gastrointestinal, mantendo a dilatação adaptativa, o peristaltismo, a compartimentação e o controlo de esfíncteres internos especiais (Deasi *et al.*, 1991; Niioka *et al.*, 1997).

2.4.4 Sistema geniturinário

No sistema geniturinário, o NO produzido pelas NANC provoca o relaxamento dos corpos cavernosos e a consecutiva ereção do pénis (Leone *el al.*, 1994), enquanto que durante a gravidez provoca a manutenção da quiescência contrátil uterina (Yallampalli *et al.*, 1993). No rim, o NO pode ter um papel de sinalização local (Thorup *et al.*, 1996). Foi demonstrado que a mácula densa sintetiza NO em resposta à reabsorção de sódio e que este dilata a arteríola aferente para aumentar a filtração glomerular (Wilcox *etai.*, 1992).

2.4.5 Sistema endócrino

Os resultados no sistema endócrino mostram que o NO estimula a libertação de insulina das células beta pancreáticas (Schmidt *et al.*, 1992), regula a libertação de renina nos rins (Reid e Chiu, 1995) e está envolvido na regulação da produção de hormonas da tiroide (Millatt *et al.*, 1993). Além disso, existem provas morfológicas da inervação das NANC no pâncreas e na glândula suprarrenal (Bredt *et al.*, 1990). Juntamente com o papel do GMPc na secreção hormonal, estão implicados os efeitos do NO na modulação dos níveis de GMPc no sistema endócrino. Por conseguinte, o L-Arg tem sido utilizado há muitos anos para testar a função hipofisária e estimula a libertação de uma variedade de hormonas, como a hormona do crescimento, a prolactina, o glucagon, a somatostatina, as catecolaminas, a insulina e o polipéptido pancreático (Barbul *et al.*, 1986).

No entanto, foi recentemente sugerido que o NO pode desempenhar um papel na destruição das células beta pancreáticas durante o desenvolvimento da diabetes mellitus autoimune de tipo I (Corbett *et al*, 1993). O tratamento com inibidores da NOS reduz a infiltração de macrófagos no pâncreas e previne a hiperglicemia. Os inibidores selectivos da i-NOS teriam um valor potencial para prevenir a destruição imunogénica e a progressão da diabetes mellitus autoimune de tipo I (AnggArd, 1994).

O envolvimento do NO na libertação de hormonas peptídicas estende-se desde o local do hipotálamo-hipófise que afecta o sistema hormona libertadora de corticotrofina/corticotrofina, até ao córtex suprarrenal onde a síntese de adrenocorticóides é inibida. Este efeito anti-adrenocorticóide do NO e os efeitos imunossupressores dos glucocorticóides sobre a expressão da i-NOS induzida por citocinas podem proporcionar a manutenção do equilíbrio de ambos os processos que controlam a força das respostas endócrinas e imunitárias sistémicas.

2.4.6 Reprodução

O NO pode promover a reprodução a vários níveis, a começar pelo aumento da secreção do fator libertador da hormona luteinizante, que induz o comportamento de acasalamento. Nos machos, para além do relaxamento dos corpos cavernosos, o NO pode modular a motilidade dos espermatozóides (Shmidt e Walter, 1994). Nas mulheres grávidas, a NOS é expressa nas vilosidades placentárias, regulando o fluxo sanguíneo placentário, e é ainda induzida pelos níveis plasmáticos de progesterona. Posteriormente, a expressão da NOS diminui para permitir o parto (Yallampalli *et al.*, 1993).

Evidentemente, os sistemas de NO têm papéis importantes em processos fisiológicos e fisiopatológicos. Este facto implica a importância dos sistemas NO na medicina clínica com possibilidades terapêuticas promissoras.

2.5 Referências

Adachi T, Inanami O, Sato A. Nitric oxide (NO) is involved in increased cerebral cortical blood flow following stimulation of the nucleus basalis of Meynert in anesthetised rats. *Neurosci Lett* 139:201-204,1992.

Adams LB, Hibbs JB, Taintor RR, Krahenbuhl JL. Microbiostatic effect of murine-activated macrophages from Toxoplasma gondii. Papel da síntese de óxidos de azoto inorgânicos a partir da L-arginina. *J Immunol* 144:2725-2729,1990.

Adams ML, Kalicki JM, Meyer ER, Cicero TJ. Inhibition of the morphine withdrawal syndrome by a nitric oxide synthase inhibitor, N°-nitro-L-arginine methyl ester. *Life Sci* 52:PL245-249,1993.

Amir S. Nitric oxide signalling in the hypothalamus (sinalização do óxido nítrico no hipotálamo). In: *Nitric oxide in the nervous system.* Ed. Vincent SR. Academic Press, Nova Iorque, pp. 151-162,1995.

Amir S, Edelstein K. A blocker of nitric oxide synthase, N°-nitro-L-arginine methyl ester, attenuates light-induced Fos protein expression in rat suprachiasmatic nucleus. *Neurosci Lett* 224:29-32, 1997.

AnggArd E. Nitric oxide: mediator, murderer and medicine. *Lancet* 343:1199-1206,1994.

Arneric SP. Cortical cerebral blood flow is modulated by cholinergic basal forebrain neurons: effects of ibotenic acid lesions and electrical stimulation. In: *Série de Congressos Internacionais da Experta Medico,* Eds: Seylaz J, MacKenzie ET, Nova Iorque: Elsevier, vol:869, pp.381-384, 1989.

Arnold WP, Mittal CK, Katsuki S, Murad F. Nitric oxide guanylate cyclase and increase guanosine 3'5'-cyclic monophosphate levels in various tissue preparations. *Proc Natl Acad Sci USA* 74:3203-3207,1977.

Babbedge RC, Wallance P, Gaffen ZA, Hart ST, Moore PK. L-N^G -nitro arginina p-nitroanilida (L-NAPNA) é antinociceptiva no rato. *Nero Rep* 4:307-310,1993.

Babedge RC, Hart SL, Moore PK. Anti-nociceptive activity of nitric oxide synthase inhibitors in the mouse: dissociation between the effect of L-NAME and L-NMMA. *J Pharm Pharmacol* 45:77-79, 1993.

Balligand J-L, Kelly RA, Marsden PA, Smith T\V, Michel T. Control of cardiac muscle cell function by an endogenous nitric oxide signalling system. *Proc Nall AcadSci USA* 90:347-351, 1993.

Bagetta G, Iannone M, Del Duca C, Nistico G. Inhibition by N-nitro-L-argininc methyl ester of the electrocortical arousal response in rats. *Br J Pharmacol* 198:858-860, 1993.

Barbul A. Arginine: biochemistry, physiology and therapeutic implications (Arginina: bioquímica, fisiologia e implicações terapêuticas). *J Parent Ent Nut* 10:227-238, 1986.

Barnes PJ. Nitric oxide and airways. *EurResp76*:163-165, 1993.

Beckman JS, Beckman TW, Chen J, Marshall PA, Freeman BA. Apparent hydroxyl radical production by peroxynitrate: implications for endothelial injury from nitric oxide and superoxide. *Proc Natl Acad Sci USA* 87:1620-1624,1990.

Belvisi MG, Stretton CD, Mivra M, Verleden MG, Tajdakarimi S, Yacoub MH, Barnes PL Inhibitory NANC nerves in human tracheal smooth muscle: a quest for the neurotransmitter. *J Appl Physiol* 73:2505-2510, 1992.

Berezin I, Snyder SH, Bredt DS, Daniel EE. Ultrastructural localization of nitric oxide synthase in canine small intestine and colon. *Am JPAjtffo/*266:C981-C989,1994.

Benarroch EE, Smithson IL. Distribution and relationship of neuropeptide Y and NADPH-diaphorase in human ventrolateral medulla oblongata. *J Autonom Nerv System* 62:143-146,1997.

Benveniste EN. Inflammatory cytokines within the central nervous system: sources, functions and mechanism of action. *Am J Physiol* 263:C1-C16,1992.

Bhargava HN, Sanjay NT. Evidence for a role of nitric oxide of the central nervous system in morphine abstinence syndrome. *Pharmacol* 52:86-91,1996.

Bliss TVP, Coilingridge GL. Um modelo sináptico de memória: potenciação de longo prazo no hipocampo. *Nature* 361:3 1-39,1993,

Bohme GA, Bon C, Stutzmann JM, Doble A, Blanchard JC. Possible involvement of nitric oxide in long-term potentiation. *Eur J Pharmacol* 199:379-381, 1991.

Bohme GA, Bon C, Lemaire M, Reibaud M, Piot O, Stutsmann JM, Doble A, Blanchard J-C. Alterações na plasticidade sináptica e na formação da memória em ratos tratados com inibidores da óxido nítrico sintase. *Proc Natl Acad Sci USA* 90:9191-9194,1993.

Bohne W, Heesemann J, Gross U. A redução da replicação de Toxoplasma gondii é necessária para a indução de um antagonista específico de bradizoítos: um possível papel do óxido nítrico no desencadeamento da conversão de fases. *Infect Immun* 62:1761-1767,1994.

Boje KMK. Inhibition of nitric oxide synthase attenuates blood-brain barrier disruption during experimental meningitis. *Brain Res* 720:75-83, 1996.

Breer, H, Schepherd GM. Implicações do sistema NO/cGMP para o olfato. *Trends Neurosci* 16:5-9,1993.

Beckman JS. The double-edged role of nitric oxide in brain function and superoxide-mediated injury. *J Dev Physiol* 15:53-59, 1991.

Bredt DS, Hwang PM, Snyder SH. Localization of nitric oxide synthase indicating a neuronal role for nitric oxide. *Nature* 347:768-770, 1990.

Bredt D, Glatt C, Hwang P, Fotuhi M, Dawson T, Snyder S+ A proteína e o ARNm da óxido nítrico sintase estão discretamente localizados em populações neuronais do SNC de mamíferos juntamente com a NADPH diaforase. *Neuron* 7:615-624, 1991.

Bredt DS, Snyder SH. Transient nitric oxide synthase neurons in embryonic cerebral cortical plate, sensory ganglia, and olfactory epithelium. *Neurónio* 13:301-313, 1994.

Bredt DS. Caracterização molecular da óxido nítrico sintase. In: *O óxido nítrico no sistema nervoso*. Ed: S.Vincent, Academic Press, pp L21,1995.

Bredt DS. Targeting nitric oxide to its targets. *Proc Soc Exp Biol Aled* 211:41-48, 1996.

Bruhwyler J, Chleide E, Liegeois JF, Carreer F. Nitric oxide: a new messenger in the brain. *Neurosci Biobehav Rev* 17:373-384,1993.

Buisson A, Plotkine M, Boulu RG. The neuroprotective effect of a nitric oxide inhibitor in a rat model of focal cerebral ischemia. *Br J Pharmacol* 106:766-767,1992.

Burleigh DE. N^a -nitro-L-arginme reduz os relaxamentos não adrenérgicos e não colinérgicos do intestino humano. *Gastroenterology* 102:679-683,1992.

Burlet S, Jouvet M, Cespuglio R. Specific voltametric detection of brain nitric oxide through the rat sleep-waking cycle. In: *Sleep research,* Brain Information Service, Ed: Chase MH, Roth T, O'Conor C, Los Angeles, 24A, pp.67,1995.

Burnett AL, Tillman SL, Chang TS, Epstein JI, Lowenstein CJ, Bredt DS, Snyder SH, Walsh PC. Immunohistochemical localization of nitric oxide synthase in the autonomic innervation of the human penis. *J Urol* 150:73-76,1993.

Burnstock G. Neurotransmissores e factores tróficos no sistema nervoso autónomo. *J Physiol* (Loud) 313:1-35,1981.

Busse R, Kaufman H, Zeiher A, Mulsch A. Inducible nitric oxide synthase in the human vasculature. In: *Biologia do óxido nítrico,* Parte 1. Eds: Moncada S, Marietta MA, Hibbs JB Jr, Higggs EA. London: Portland Press pp.325-328,1992.

Buster BL, Weintrob AC, Townsend GC, Scheid WM. Potential role of nitric oxide in the pathophysiology of experimental bacterial meningitis in rats. *Infect Irnrnun* 63:3835-3839,1995.

Calapai G, Squadrito F, Aitavilla D, Zingarelli B, Campo GM, Cilia M, Caputi AP. Evidence that nitric oxide modulates drinking behaviour. *Neuropharmacology* 31:761-764,1992.

Calver A, Collier J, Moncada S, Vallance P. Effect of local intra-artcrial N-monomethyl-L-arginine in patients with hypertension: the nitric oxide dilator mechanism appears anormal. *JHypertens* 10:1025-1031,1992.

Calver H, Collier J, Vallance P. Nitric oxide and cardiovascular control. *Exp Physiol* 78:303-326, 1993.

Cappendijk SLT, De Vries R, Dzoljic MR. Efeito inibitório dos inibidores da óxido nítrico (NO) sintase na síndrome de abstinência precipitada pela naloxona em ratos dependentes de morfina. *Neurosci Lett* 162:97-100,1993.

Cappendijk SLT, Duval SY, De Vries R, Dzoljic MR. Estudo comparativo de inibidores da óxido nítrico sintase norniotenzivos e hipertensivos na síndrome de abstinência da morfina em ratos. *Neurosci Lett* 183:67-70,1995.

Chapman PF, Atkins CM, Allen MT, Haley JE, Steinmetz JE, Inhibition of nitric oxide synthesis impairs two different forms of learning. *Neuro Rep* 3:567-570,1992.

Chlcide E, Bruhwyler J, Ishikawa K. Biochemistry of hypoxic damage in brain cells- roles of energy metabolism, glutamate and calcium ion. *Neurosci* 17:375-390, 1991,

Chi OZ, Wei M, Sinha AK, Weiss HR. Effects of inhibition of nitric oxide synthase on blood-brain barrier transport in focal cerebral ischemia. *Pharmacol* 48:367-373,1994.

Choi DW. Nitric oxide: foe or friend to the injured brain? *Proc Natl Acad Sci USA* 90:9741 -9743, 1993.

Connop BP, Boegman RJ, Beninger RJ, Jhainandas K. Attenuation of malonate-induced degeneration of the nigrostriatal pathway by inhibitors of nitric oxide synthase. *Neurophannacol* 35:459-465, 1996.

Corbett JA, Mikhael A, Shmizy J, Frederick K, Misko TP, McDaniel ML, Kanagawa O, Unanue ER. Nitric oxide production in islets from nonobese diabetic mice: aminoguanidine-sensitive and -resistant stages in the immunological diabetic processes. *Proc Natl Acad Sci USA* 90:8992-8995, 1993.

Coyle JT, Puttfarcken P. Oxidative stress, glutamate and neurodegenerative disorders (stress oxidativo, glutamato e doenças neurodegenerativas). *Ciência* 262:689-695,1993

Crabb GJ, Harding R. Role of nitric oxide in the regulation of cerebral blood flow in the ovine foetus (Papel do óxido nítrico na regulação do fluxo sanguíneo cerebral no feto ovino). *Clin Exp Pharmacol Physiol* 23:855-860, 1996.

Czech DA. Possible involvement of nitric oxide in chlordiazepoxide-induced feeding in the mouse. *Pharmacol Biochem Behav* 55:327-331,1996.

Dawson VL, Dawson TM, London ED, Bredt DS, Snyder SH. O óxido nítrico medeia a neurotoxicidade do glutamato em culturas corticais primárias. *Proc Natl AcadSci USA* 88:6368-6371,1991.

Dawson T, Dawson V, Snyder SH. A novel neuronal messenger molecule in brain: the free radical, nitric oxide. *Ann Neurol* 323:297-311,1992.

Dawson TM, Snyder SH. Gases as biological messengers: nitric oxide and carbon monoxide in the brain, *J Neurosci* 14:5147-5159,1994,

Dawson VL, Dawson TM. Nitric oxide neurotoxicity, *J Chern Neuroanat* 10:179-190,1996,

De Beider AJ, Radomski MW, Why HFJ, Richardson PJ, Bucknall CA, Salas E, Martin JF, Moncada S, Nitric oxide synthase activities in human myocardium. *Lancet* 341:84-85, 1993.

De Beider, Radomski MW, Why HJF, Richardson PJ, Martin JF. A óxido nítrico sintase independente de cálcio do miocárdio está presente na cardiomiopatia dilatada, miocardite e cardiomiopatia pós-parto, mas não na doença cardíaca isquémica ou valvular. *Br Heart* <774:426-430,1995.

Desai KM, Sessa WC, Vane JR. Involvement of nitric oxide in the reflex relaxation of the stomach to accommodate food or fluid. *Nature* 351:477-479,1991,

Dirnagl U, Niwa K, Lindauer U, Villringer A. Coupling of cerebral blood flow to neuronal activation: role of adenosine and nitric oxide. *Am J Physiol* 267:H296-H301,1994.

Duarte IDG, Lorenzetti BB, Ferreira SH. A acetilcolina induz analgesia periférica pela liberação de óxido nítrico. In: *Óxido nítrico a partir da L-arginina - um sistema bioregulador.* Ed: Moncada S e Higgs EA. Elsevier, Amesterdão, pp.165-170, 1990.

Dzoljic MR, De Vries R, Cappendijk SLT. Os inibidores da sintase do óxido nítrico (NO) atenuaram a retirada precipitada pela naloxona. *Regulatory Peptides* 1:S285-S286,1994.

Dzoljic MR, De Vries. A inibição da óxido nítrico sintase reduz o estado de vigília. *Neuropharmacology* 33:1505-1509,1994.

Dzoljic MR, De Vries R, Van Leeuwen. Sleep and nitric oxide: effects of 7-nitro indazole, inhibitor of brain nitric oxide synthase. *Brain Res* 718:145-150,1996.

East SJ, Garthwaite J. NMDA recetor activation in rat hippocampus induces cyclic GMP formation through the L-arginine-nitric oxide pathway. *NeurosciLett* 123:17-19,1991,

Endoh M, Maiese K, Wagner JA. Expression of the neuronal form of nitric oxide synthase by CAI hippocampal neurons and other nervous system neurons. *Neurosci* 63:679-689, 1994.

Erdem h G, Krnjevic K. Nitric oxide ionically depress a voltage- and Ca-dependent outward current in hippocampal slices. *Neurosci Lett* 201:57-60,1995,

Facciolo MR, Tavolaro R, Chinellato A, Ragazzi E, Canonaco M, Fassina G. Effects of N-nitro-L-arginine methyl ester on benzodiazepine binding in some limbic areas of hyperlipidemic rats. *Pharmacol Biochem Behov* 54:431-437,1996.

Faraci FM, Breese KR, Heistad DD. Nitric oxide contributes to dilatation of cerebral arterioles during seizures. *Am JP/rrrio/*265:H2209-H2212, 1993>

Faraci FM, Brian JE Jr. Nitric oxide and cerebral circulation. *Stroke* 5:692-706,1994.

Faraci FM, Brian JE Jr. 7-nitroindazole inhibits brain nitric oxide synthase and cerebral vasodilatation in response to N-methyl-D-aspartate. *Stroke* 26:2172-2175, 1995.

Ferrendelli JA, Blank AC, Gross RA. Relações entre a atividade convulsiva e os níveis de nucleótidos cíclicos no cérebro. *Brain Res* 200:93-103,1980,

Ferrante RJ, Kowall NW, Beal MF, Martin JB, Bird ED, Richardson EP Jr, Caraterísticas morfológicas e histoquímicas de um subconjunto de neurónios estriatais poupados na doença de Huntington. *J Neuropath Exp Neurol* 46:12-27, 1985.

Finkel MS, Oddis CV, Jacob TD, Watkins SC, Hathler BG, Simmons RL. Negative inotropic effects of cytokines on the heart mediated by nitric oxide. *Science* 257:387-389, 1992.

Forstermann U, Gorsky LD, Pollock JS, Schmidt HH. Heller M, Murad F. Regional distribution of EDRF/NO-synthesizing enzyme(s) in rat brain. *Biochem Biphys Res Commun* 168:727-732, 1990.

Freedman R, Taylor D, Seiger A. Seizure and related epileptiform activity in hippocampus transplantated to the anterior chamber in the eye. II Modulação por input colinérgico e adrenérgico. *Ann Neurol* 6:281-293,1979.

Frei K, Leist TP, Meager A, Gallo P, Leppert D, Zinkernagel RM, Fontana A. Produção do fator estimulador de células B-2 e do interferão gama no sistema nervoso central durante a meningite e a encefalite virais.

Avaliação num modelo murino de infeção e em doentes. *J Exp Med* 168:449-453, 1988.

Furchgott RF, Zawadzki JV. The obligatory role of endothelial cells in the relaxation of arterial smooth muscle by acetylcholine (O papel obrigatório das células endoteliais no relaxamento do músculo liso arterial pela acetilcolina). *Nature* 288:373-376,1980.

Furuyama T, Inagaki S, Takagi H. Localizações das subunidades a, e fi$_E$ da guanilato ciclase solúvel no cérebro do rato. *Moiec Brain Res* 20:335-344,1993,

Gaffen Z, Bland-Ward PA, Pitcher A, Wallace P, Moore PK. Augmented antinociception following 7-nitro indazole and flubiprofen in the conscious mouse. *Eur J Pharmacol* 271:445-452, 1994.

Gaily JA, Montague PR, Reeke GN, Edelman GM. The NO hypothesis: possible effects of a short-lived, rapidly diffusible signal in the development and function of the nervous system. *Proc Natl Acad Sci USA* 87:3547-3551, 1990.

Garthwite J. Glutamate, nitric oxide and cell-cell signalling in the nervous system (Glutamato, óxido nítrico e sinalização célula-célula no sistema nervoso). *Trends Neuro Sci* 14:60-67,1991.

Gazzinelli RT, Eltoum I, Wynn TA, Sher A. A toxoplasmose cerebral aguda é induzida pela neutralização in vivo do TNF-alfa e está correlacionada com a expressão da regulação negativa da óxido nítrico sintase induzível e outros marcadores da ativação dos macrófagos, *J Immuno!* 151:3672-3681,1993.

Goadsby PJ, Kaube H, Hoskin KL. A síntese de óxido nítrico associa-se ao fluxo sanguíneo cerebral e ao metabolismo. *Brain Res* 595:167-170,1992.

Good M. Targeting deletion of neuronal nitric oxide: a step closer to understanding its functional significance? *Trends Neuro Sci* 19:83-84,1996,

Guevara-Guzman R, Emson PC, Kendrick KM, Modulation of *in vivo* striatal transmitter release by nitric oxide and cyclic GMP. *JNeurochem* 62:807-810,1994.

Guimaraes FS, de Aguiar JC, Del Bel EA, Ballejo G. Efeito ansiolítico dos inibidores da óxido nítrico sintase microinjectados na substância cinzenta central dorsal. *Neuro Rep* 5:1929-1932, 1994.

Gustafsson LE, Leone AM, Persson MG, Wiklund NP, Moncada S. Endogenous nitric oxide is present in the exhaled air of rabbits, guinea-pigs and humans. *Biochem Biophys Res Commun* 181:852-857, 1991.

Henderson AH. Endotélio em controlo. *Br Heart J 65A* 16-125,1991.

Henderson AH, Lewis MJ, Sdhah AM, Smith JA. Endothelium, endocardium and cardiac contraction. *Cardiovasc Res* 26:305-308,1992.

Heinzl B, John M, Klatt P, Bohme E, Mayer B. Ca^2 7calmodulin-dependent formation of hydrogen peroxide by brain nitric oxide synthase. *Biochem* 7281:627-630,1992.

Heymann MA, Bootsataylor B, Roman C, Natuzzi ES. Nitroglicerina (NG) interrompe o trabalho de parto ativo em ovelhas. *Endothelium* 1:S75,1993.

Hibbs JB Jr, Taintor RR, Vavrin Z, Racblin EM. Nitric oxide: a cytotoxic activated macrophage effector molecule. *Biochem Biphys Res Commun* 157:87-94,1988.

Hokfelt T, Zhang X, Wiesefeld-Hallin Z. Messenger plasticity in primary sensory neurons following axotomy and its functional implications. *Trends Neurosci* 17:22-30,1994.

Holscher C, Rose SPR. Uma inibição da síntese de óxido nítrico impede a formação de memória no pinto. *Neurosci Lett* 145:165-167,1992.

Holscher C, Doyle CA, McGlinchey L, Anwyl R, Rowan MR, Um inibidor seletivo da óxido nítrico sintase neuronal prejudica a aprendizagem espacial no rato. Resumo, *Reunião da Sociedade de Neurociência,* San Diego, EUA, novembro de 1995.

Hope BT, Michael GJ, Knigge KM, Vincent SR. Neuronal NADPH diaphorase is a nitric oxide synthase. *Proc Natl Acad Sci USA* 88:2811-2814,1991,

Huang PL, Dawson TM, Bredt DS, Snyder SH, Fishman MC. Targeted distribution of the neuronal nitric oxide synthase gene. *Cell* 75:1273-1286,1993.

Huang Z, Huang PL, Panahian N, Dalkara T, Fishman MC, Moskowitz MA. Effects of cerebral ischemia in mice deficient in neuronal nitric oxide synthase. *Science* 265:1883-1885,1994.

Hurst RD, Clark JB. Nitric oxide-induced bfood-brain-barrier dysfunction is not mediated by inhibition of mitochondrial respiratory chain activity and/or energy depletion. *Nitric Oxide* 1:121-129,1997.

Hyman BT, Marzloff K, Wenninger JJ, Dawson TM, Bredt DS, Snyder SH. Relative sparing of nitric oxide synthase-containing neurons in the hippocampal formation in Alzheimer's disease. *Ann Neurol* 32:818-820,1992.

ladecola C, Faris PL, Hartman BK, Xu X. Localization of NADPH diaphorase in neurons of the rostral ventral medulla: possible role of nitric oxide in central autonomic regulation and oxygen chemoreception. *Brain Res* 603:173-179, 1993.

ladecola C. Bright and dark sides of nitric oxide in ischemic brain injury. *Trends Neuro Sci* 20:132-139, 1997.

lentile R, Piccuirro V, Pedale S, Nucci C, Malecka B, Nistico G, Macaione S. Nitric oxide enhances amino acid release from immature chick embryo retina. *Neurosci Lett* 219:79-82,1996.

Ignarro LJ, Bush PA, Bugga GM, Wood KS, Fukuto JM, Rajfer J. A formação de óxido nítrico e de GMP cíclico após estimulação eléctrica do gílio provoca o relaxamento do músculo liso do corpo cavernoso. *Biochem Biphys Res Commun* 170: 843-850,1990.

Ignarro LJ. Biosynthesis and metabolism if endothelium-derived nitric oxide. *Annu Rev Pharmacol Toxicol* 30:535-560,1990.

Ikeda K, Nara Y, Tagami M, Yamori Y, A deficiência de óxido nítrico induz o enfarte do miocárdio em ratos hipercolesterolémicos espontaneamente hipertensos propensos a acidentes vasculares cerebrais. *Clin Exp Pharmacol Physiol* 24:344-348,1997.

Ishii M, Yamamoto T, Shimizu S, Sano A, Momose K, Kuroiwa Y. Possible involvement of nitric oxide synthase in oxidative stress-induced endothelial injury. *Pharmacol Toxicol* 80:191-196, 1997.

Ishizaki Y, Ma L, Morita I, Murota S. Astrocytes are responsive to endothelium-derived relaxing fator (EDRF). *Neurosci Lett* 125:29-30, 1991.

Iversen HH, Celsing F, Leone AM, Gustafsson LE, Weiklund NP, Nerve-induced release of nitric oxide in the rabbit gastrointestinal tract as measured by *in vivo* microdialysis. *Br J Pharmacol* 120:702-706, 1997.

Izumi Y, Clifford DB, Zorumski CF. Inhibition of long-term potentiation by NMDA-mediated nitric oxide release (Inibição da potenciação a longo prazo pela libertação de óxido nítrico mediada por NMDA). *Science* 257:1273-1276, 1992.

Janssens SP, Shimouchi A, Quertermous T, Bloch DB, Bloch KD. Clonagem e expressão do cDNA que codifica o fator de relaxamento derivado do endotélio humano/óxido nítrico sintase. *J Biol Chern* 267:14519-14522,1992.

Johnston MV, McKinney M, Coyle JT. Neocortical cholinergic innervation: a description of extrinsic and intrinsic components in the rat. *Exp Brain Res* 43:159-172,1981.

Johanson AW, Land JM, Thompson EJ, Bolanos JP, Clark JB, Heales SRJ. Evidence for increased nitric oxide production in multiple sclerosis (Evidência de aumento da produção de óxido nítrico na esclerose múltipla). *J Neurol Neurosurg Psychiatr* 58:107,1995,

Jorens PG, Vermeira PA, Herman AG. Óxido nítrico sintase dependente de L-arginina: uma nova via metabólica no pulmão e nas vias respiratórias. *EurResp* <76:258-266, 1993.

Kaufman HS, Shennik MA, May CA, Pitt HA, Lillemoe KD. O óxido nítrico inibe a atividade do esfíncter de Oddi em repouso. *AtnJSurg* 165:74-80, 1993.

Kadowaki K, Kishimoto J, Leng G, Emsin PC. Up-regulation of nitric oxide synthase (NOS) gene expression together with NOS activity in the rat hypothalamo-hyopophysial system after chronic salt loading: evidence of a neuromodulatory role of nitric oxide synthase in arginine vasopressin and oxytocin secretion. *Endocrinology* 134:1011-1017, 1994.

Kanda K. Expressão da óxido nítrico sintase neuronal nos motoneurónios da coluna vertebral de ratos idosos. *Neurosci Ze//*219:41-44,1996.

Kapis L, Ayers NA, Kruger JM. Circadian variation in brain nitric oxide synthase activity. In: *Sleep Research,* Ed:Chase MH, Roth T, O'Connor C, Brain Information Service, Los Angeles, 24A, pp.106,1995.

Karatinos J, Rosse RB, Deutsch SI. The nitric oxide pathway: potential implications for treatment of neuropsychiatric disorders. *Clin Neuropharm* 18:482-499,1995.

Kelly PA, Rittchie IM, Arbuthnott GW. Inibição da óxido nítrico sintase neuronal pelo 7-nitroindazol: efeitos sobre o fluxo sanguíneo cerebral local e a utilização de glucose no rato. *JCereb Blood FlowMetab* 15:766-

773,1995.

Kemp BK, Coks TM. Evidence that mechanisms dependent and independent of nitric oxide mediate endothelium-dependent relaxation to bradykinin in human small resistance-like coronary arteries. *Br J Pharmacol* 120:757-762, 1997.

Kharitanov SA, Yates D, Robbins RA, Logan-Sinclair, Shinebroune EA, Barnes PJ. Endogenous nitric oxide id increased in the exhaled air of asthmatic patients. *Lancet* 343:133-135,1994.

Kiechle FL, Malinski T. Nitric oxide: biochemistry, pathophysiology and detection. *Clin Chern* 100:567-575,1993.

Kirk SJ, Regan MC, Barbul A. Cloned murine T lymphocytes synthesize a molecule with the biological characteristics of nitric oxide. *Biochem Biophys Res Commun* 173:660-665, 1990.

Kiss JP, Sershen H, Lajtha A, Vizi ES. Inhibition of neuronal nitric oxide synthase potentiates the dimethylphenylpiperazinium-evoked carrier-mediated release of noradrenaline from rat hippocampal slices, *Neurosci Lett 215:*115-118, 1996.

Klabunde RE, Ritger RC, Helgren MC. Cardiovascular actions of inhibitors of endothelium-derived relaxing fator (nitric oxide) formation/release in anaesthetized dogs. *Eur J Pharmacol* 199:51-59, 1991.

Knox LK, Stewart AG, Hayward PG, Morrison WA. Os inibidores da óxido nítrico sintase melhoram a sobrevivência do retalho cutâneo no rato. *Microsurgery* 15:708-711,1994.

Kobzik L, Reid MB, Bredt DS, Stamler JS, Nitric oxide in skeletal muscle. *Nature* 372:546-548, 1994.

Koch KW, Lambrecht HG, Haberecht M, Red burn M, Redburn D, Schmidt HHHW. Functional coupling of a calcium/calmodulin dependent nitric oxide synthase and a soluble guanylyl cyclase in vertebrate photoreceptor cells. *EMBOJ* 13:3312-3320,1994,

Koh J-Y>, Choi DW. Vulnerability of cultured cortical neurons to damage by exeitotoxins: differential susceptibility of neurons containing NADPH-diaphorase. *J Neurosci* 8:2153-2163, 1988.

Kohno K, Higuchi T, Ohta S, Kohno K, Kumon Y, Sakaki S. Neuroprotcctive nitric oxide synthase inhibitor reduces intracellular calcium accumulation following transient global ischemia in the gerbil, *Neurosci Lett* 224:17-20, 1997.

Kooy NW, Royall JA. Agonist-induced peroxynitrite production from endothelial cells. *Arch Biochem Biophys* 310:352-359,1994.

Koprowski H, Zheng YM, Heber-Katz E, Fraser N, Rorke L, Fu ZF, Hanlon C, Dietzchold B. Expressão *in vivo* da óxido nítrico sintase induzível em doenças neurológicas induzidas experimentalmente. *Proc Nall Acad Sci USA* 90:3024-3027,1993.

Kowal NW, Ferrante RJ, Beal MF, Richardson EO Jr, Sofroniniew MV, Cuello AC, Martin JB. Neuropeptide Y, somatostatin and reduced nicotinamide adenine dinucleotide phosphate diaphorase in the human striatum: a combined immunocytochemical and enzyme histochemical study. *Neurosci* 20:817-828,1987.

Kozniewska E, Oseka M, Stys T. Effects of endothelium derived nitric oxide on cerebral circulation during normoxia and hypoxia in the rat. *JCereb Blood Flow Metab* 12:311-317, 1992.

Kroncke KD, Fehse! K, Kolb-Bachofen V. Nitric oxide: cytotoxicity versus cytoprotection: why, when, and where? *Óxido nítrico* 1:107-120,1997*

Kubes P, Suzuter M, Granger DN. Nitric oxide: an endogenous modulator of leucocyte adhesion* *Proc Nad Acad Sci USA* 88:465! -4655, 1991.

Kurtzman J, Natuzzi ES, Buscher CA, Harrison M. Human preterm labour is associated with decreased nitric oxide synthase activity, *Endothelium* I: S75,1993.

Laszlo F, Whittle BJ, Evans SM, Moncada S. Association of microvascular leakage with induction of nitric oxide synthase: effects of nitric oxide synthase inhibitors in various organs. *Eur J Pharmacol* 283:47-53,1995.

Lee TJ-F, Sarwinski S, Ische C, Lai FY. Inibição da vasodilatação neurogénica cerebral por L-arginina e inibidores da óxido nítrico sintase e sua reversão por L-citrulina. *J Pharmacol Exp Ther* 276:353-358,1996.

Ledingham JM, Laverty R. Nitric oxide synthase inhibition with N-nitro-L-arginine methyl ester affects blood pressure and cardiovascular structure in the genetically hypertensive rat strain. *Clin Exp Pharmacol*

Physiol 24:433-435,1997.

Leone AM, Wiklund NP, Hokfelt T, Brundin L, Moncada S. release of nitric oxide by nerve stimulation in the human urogenital tract, *Neuro Rep* 5:733-736,1994,

Liew FY, Li Y, Severn A, Millot S, Schmidt J, Salter M, Moncada S. A possible novel pathway of regulation by murine T helper type-2 cells (Th2) of Thl cell activity via the modulation of the induction of nitric oxide synthase in macrophages* *Eur J Immunol* 21:2489-2494,1991.

Lindauer U, Megow D, Schultze J, Weber JR, Dirnagl U, Nitric oxide synthase inhibition does not affect somatosensory evoked potentials in the rat. *Neurosci Lett* 207-210, 1996.

Lizasoain I, Weiner CP, Knowles RG, Moncada S. The ontogeny of cerebral and cerebellar nitric oxide synthase in the guinea pig and rat. *Pediatr Res* 39:779-788, 1996.

Llewllyn-Smith IJ, Song ZM, Costa M, Bredt DS, Snyder SH. Ultrastructural localization of nitric oxide synthase activity in guinea-pig enteric neurons (Localização ultra-estrutural da atividade da óxido nítrico sintase nos neurónios entéricos da cobaia). *Brain Res* 577:337-342, 1992.

Loicano RE, Beart PM. Hippocampal lesions induced by microinjection of the nitric oxide donor nitroprusside. *Eur J Pharmacol 216:331-333,* 1992,

Lonart G, Wang J, Johnson KM. Nitric oxide induces neurotransmitter release from hippocampal slices. *Eur J Pharmacol* 220:271-272, 1992.

Lonart G, Johnson KM. Inhibitory effects of nitric oxide on the uptake of [^{J} H]dopamine and [^{3} H]glutamate by striatal synaptosomes, *JNeurochem* 63:2108-2117, 1994.

Lonart G, Johnson KM. Characterization of nitric oxide generator-induced hippocampal [^{3} H]-norepinephrine release. O papel do cálcio, do transporte inverso da norepinefrina e do monofosfato cíclico de 3^r ,5'-guanosina. *J Pharmacol Exp* 77$^{\wedge}$'275:14-22, 1995.

Luckman SM, Huckett L, Bicknell RJ, Vpisin DL, Herbison AE. Up-regulation of nitric oxide synthase messenger RNA in an integrated forebrain circuit involved in oxytocin secretion. *Neurosci* 77:37-48,1997.

Margalli I, Allix M, Bouhi RG, Plotkine M. Dose- and time-dependence of L-NAME neuroprotection in transient focal cerebral ischemia in rats* *Br J Pharmacol* 120:160-163, 1997.

Mayhan WG. Role of nitric oxide in disruption of the blood-brain barrier during acute hypertension. *Brain Res* 686:99-103, 1995.

McNamara JO, Role of neurotransmitters in seizure mechanisms in kindling model of epilepsy (Papel dos neurotransmissores nos mecanismos de convulsão no modelo de epilepsia por inflamação). *Fed Proc* 43:2516-2520, 1984.

Mearin F, Mourelle M, Guarner F, Salas A, Rivcros-Moreno V, Moncada S, Malagelada JR. Os pacientes com acalasia carecem de óxido nítrico sintase na junção gastro-esofágica. *Eur J Clin Invest* 23:724-728,1993.

Meldrum B, Garthwaite J, Excitatory amino acids neurotoxicity and neurodegenerative disease. *Trends Pharmacol Sci* 11:379-387,1990.

Metier ST, Dykstra C, Gebhart GF. A produção de óxido nítrico endógeno e a ativação da guanilato ciclase solúvel são necessárias para a facilitação do reflexo nociceptivo de movimento da cauda produzida pelo N-meti]-D-aspartato. *Eur J Pharmacol Sci* 11:379-387,1990.

Meller ST, Gebhart GH. Nitric oxide (NO) and nociceptive processing in the spinal cord. *Pain* 52:127-136, 1993.

Mendez-Medina R, Ferres-Torres R, Meyer G. Transient NADPH-d iaphorase activity in motor nuclei of the foetal human brain stem. *Neuro Rep* 5:758-760,1994.

Merrill JE, Ignarro U, Sherman MP, Melinek J, Lane TE. Microglial cell cytotoxicity of oligodendrocytes is mediated through nitric oxide. *J Immunol* 151:2132-2141,1993,

Mesenge C, Verrecchia C, Aliix M, Bpulu PR, Plotkin M. Reduction of the neurological deficit in mice with traumatic brain injury by nitric oxide synthase inhibitors. *JNeurotrawna* 13:11-16, 1996.

Meyhoff HH, Rosenkilde P, Bodker A. Non-invasive management of impotence with transcutaneous nitroglycerin, *Br J Urol* 69:88-90,1992.

Millatt LJ, Jackson R, Williams BC, Whitley GS Jr. O óxido nítrico estimula o GMP cíclico nos tirócitos humanos. *J Mol Endocrinol* 10:163-169,1993.

Misko TP, Moore WM, Kasten TP, Nickols GA, Cobett JA, Titon RG, McDaniel ML, Williamson JR, Currie MG. Inibição selectiva da óxido nítrico sintase induzível pela arninoguanidina. *Eur J Pharmacol* 233:119-125,1993.

Mitrovic B, Martin FC, Charles AC, Ignarro LJ, Anton PA, Shanahan F, Merrill JE. Neurotransmissores e citocinas na patologia do SNC. *Prog Brain Res* 103:319-330, 1994.

Mitrovic B, Ignarro LJ, Vinters HV, Akers MA, Sclmiidt I, Uittenbogaart C, Merrill JE. Nitric oxide induces necrotic but not apoptotic cell death in oligodendrocytes. *Neuroscience* 65:531-539, 1995.

Mollace V, Bagetta G, Nistico G. Evidence that L-arginine possesses proconvulsant effects mediated through nitric oxide. *Nero Rep* 2:269-272,1991.

Moncada S, Radomski MW, Palmer RMJ. Fator de relaxamento derivado do endotélio: Identificação como óxido nítrico e papel no controlo do tónus vascular e da função plaquetária. *Biochem Pharmacol* 37:2495-2501,1988.

Moncada S, Palmer RMJ, Higgs EA. Nitric oxide: physiology, pathophysiology and pharmacology. *Pharmacol J?ev* 43:109-142, 1991.

Moncada S, Higgs A. The L-arginine pathway (A via da L-arginina). *N Engl J Med* 329:2002-2012,1993.

Montague PR, Gancayco CD, Winn MJ, Marebase RB, Friedlander MJ. Role of NO production in NMDA recetor-mediated neurotransmitter release in cerebral cortex. *Science* 263:973-977, 1994.

Mont^cot C, Borredon J, Seylaz J, Pinard E. O óxido nítrico de origem neuronal está envolvido no aumento do fluxo sanguíneo cerebral durante as convulsões induzidas pelo cainato. *J Cereb Blood Flow Melab* 17:94-99, 1997.

Moore PK, Oluyomi AO, Babbedge RC, Wallace P, art SL. O éster metílico da L-N-nitroarginina apresenta atividade anti-nociceptiva no rato. *Br J Pharmacol* 102:198-202,1991.

Moore PK, Wallance P, Gaffen ZA, Hart SL, Babbedge RC. 7-nitro indazole, um inibidor da óxido nítrico sintase, exibe atividade anti-nociceptiva no rato sem aumentar a pressão sanguínea. *Br J Pharmacol* 108:296-297,1993n.

Moore OK, Wallace P, Gaffen Z, Hart SL, Babbedge RC. Characterisation of the novel nitric oxide synthase inhibitor 7-nitro indazole and related indazoles: antinociception and cardiovascular effects. *Br J Pharmacol* 110:219-224, 1993b.

Moreno H Jr, Nathan LP, Metze K, Costa SKP, Antunes E, Hyslop S, Zatz R, de Nucci G. Inibidores não específicos da óxido nítrico sintase causam necrose miocárdica no rato. *Clin Exp Pharmacol Physiol* 24:349-352,1997.

Morley JE, Flood JF. Evidence that nitric oxide modulates food intake in mice. *Life Sci* 49:707-711, 1991.

Morton AJ, Nicholson LFB, Faull RLM. Compartmental loss of NADPH diaphorase in the neuropil of the human striatum in Huntington's disease, *Neurosci* 53:159-168,1993.

Moskowitz MA, Macfarlane RC.Neurovascular and molecular mechanisms in migraine headaches. *Cerebrovasc Brain Res Metab Rev* 5:159-177,1993.

Murphy S, Grzybicki DM, Simmons ML. As células gliais como fontes e alvos do óxido nítrico. In: *Nitric oxide in the nervous system.* Ed. S. Vincent, Acad Press, pp. 163-191,1995.

Nagafuji T, Sugiyama M, Muto A, Makino T, Miyauchi T, Nabata H. O efeito neuroprotector de um inibidor potente e seletivo da NOS tipo I (L-MIN) num modelo de isquemia cerebral focal em ratos. *Neuro Rep* 31:1541-1545,1995.

Nakane M, Schmidt HH, Pollock JS, Forstennan U, Murad F. Cloned human brain nitric oxide synthase is highly expressed in skeletal muscle. *REBS Lett* 316:175-180, 1993.

Nathan C, Hibbs JB. Role of nitric oxide synthase in macrophage antimicrobial activity. *Curr Opin Immunol* 3:65-70,1991.

Nathan C, Xue Q. Nitric oxide synthase: roles, tolls and controls. *Cell* 78:915-918,1994,

Natuzzi E, Ursell P, Buscher C, Heymann M, Harrison M, Riemer RK. Regulação diferencial da atividade da NOS uterina durante a gestação. *Endothelium* 1 ;S75,1993,

Nguyen T, Brunson D, Crespi CL, Penman BW, Wishnok JS, Tannenbaum SR. DNA damage and mutation in human cells exposed to nitric oxide *in vitro. Proc Natl Acad Sci USA* 89:3030-3034, 1992.

Nelson RJ, Demas GE, Huang PL, Fishman MC, Dawson TM, Snyder SH. Anomalias comportamentais em ratos machos com falta de óxido nítrico sintase neuronal. *Nature* 378:383-386,1995.

Niioka S, Takeuchi T, Kishi M, Ishii T, Nishio H, Takewaki T, Hata F. Nonadrenergic, noncholinergic relaxation in longitudinal muscle of rat jejunum. *Jpn J Pharmacol* 73:155-161, 1997.

Nistiko G, Bagetta G, Iannone M, Del Duca C. Evidence that nitric oxide is involved in the control of electrocortical arousal, *Ann NY Acad Sci* 738:191-200,1994.

Noronha-Dutra AA, Eperlein MM, Woolf N. Reação do óxido nítrico com peróxido de hidrogénio para produzir oxigénio singlete potencialmente citotóxico como modelo para a morte mediada pelo óxido nítrico. *FEBS* 321:59-62,1993.

Northington FJ, Matherne GP, Berne RM. A inibição competitiva da óxido nítrico sintase previne a hiperemia cortical associada à estimulação de nervos periféricos. *Proc Natl Acad Sci USA* 89:6649-6652,1992.

Northington FJ, Tobin JR, Harris AP, Traystman RJ, Koehler RC. Developmental and regional differences tn nitric oxide synthase activity and blood flow in the sheep brain. *J Cereb Blood Flow Metab* 17:109-115,1997.

Nowicki JP, Duval D, Poignet H, Scatton B. Nitric oxide mediates neuronal death after focal cerebral ischemia in the mouse. *Eur J Pharmacol 204:339-340,*1991.

O'Dell TJ, Hawkins RD, Kandel ER, Arancio O. Tests of the role of two diffusible substances in long-term potentiation: evidence for nitric oxide as a possible early retrograde messenger. *Proc Natl Acad Sci USA* 88:11285-11289,1991.

O'Dell TJ, Huang PL, Dawson TM, Dinerman JL, Snyder SH, Kandel ER, Fishman MC. Blockade of LTP by inhibitors of nitric oxide synthase (NOS) in mice lacking neuronal NOS suggest a role for endothelial NOS. *Science* 265:542-546,1994.

O'Donel P, Grace A A. Cortical aferents modulate striatal gap junction permeability via nitric oxide. *Neurosci* 76:1-5,1997.

Okuda Y, Nakatsuji Y, Fujimura H, Esumi H, Ogura T, Yanagihara T, Sakada S. A expressão da isoforma induzível da óxido nítrico sintase no sistema nervoso central de ratinhos está correlacionada com a gravidade da encefalite alérgica experimental ativamente induzida. *J Neuroimmunol* 62:103-112,1995,

O'Sullivan AJ, Burgoune RD. Cyclic GMP regulates nicotine-induced secretion from cultured bovine adrenal chromaffin cells:effects of 8-brorno-cyclic GMP, atrial natriuretic peptide, and nitroprusside (nitric oxide). *JNeurochem* 54:1805-1808, 1990.

Osone K, Mori N, Suzuki K, Osonoe M. Antiepileptic effects of inhibitors of nitric oxide synthase examined in pentylenetetrazol-induced seizures in rats. *Brain Res* 663:338-340, 1994.

Pabla R, Curtis MJ. Endogenous protection against reperfusion-induced ventricular-fibrillation: role of neuronal versus non-neuronal sources of nitric oxide and species dependence in the rat versus rabbit isolated heart. *J Mol Cell Cardiol* 28:2097-2110, 1996.

Palmer RMJ, Ferrige AG, Moncada S. A libertação de óxido nítrico é responsável pela atividade biológica do fator de relaxamento derivado do endotélio. *Nature* 327:524-526,1987.

Palmer RMJ, Ashton DS, Moncada S. Vascular endothelial cells synthesise nitric oxide from L-arginine. *Nature* 333:664-666,1988*

Palmer RMJ, Moncada S, A novel citrulline-forming enzyme implicated in the formation of nitric oxide by vascular endothelial cells. *Biochem Biphys Res Commun* 158:348-352, 1989.

Pape HC, Mager R. Nitric oxide controls oscillatory activity in thalamocortical neurons. *Neurónio* 9:441-448, 1992.

Paul SM, Skolnick P. Rapid changes in brain benzodiazepine receptors after experimental seizures. *Science* 202:892-894,1978.

Persson K, Alm P, Johansson K, Larsson B, Andersson KE. Nitric oxide synthase in pig lower urinary tract: immunohistochemistry, NADPH diaphorase histochemistry and functional effects. *Br J Pharmacol* 110:521-530,1993,

Persson MG, Zetterstroin O, Agrenhis V, Ihre E, Gustafsson LE. Single-breath measurements of nitric oxide: increased concentration in asthmatics and reduction in smokers. *Lancet* 343:146-147, 1994.

Pereira de Vasconcels A, Baldwin RA, Wasterlain CG. O óxido nítrico medeia o aumento do fluxo sanguíneo cerebral local durante as convulsões focais. *Proc Natl Acad Sci USA* 92:3175-3179,1995.

Petros A, Lamb G, Leone A, Moncada S, Bennett D, Vallance P. Effects of a nitric oxide synthase inhibitor in humans with septic shock. *Cardiovasc Res* 28:34-39, 1994.

Pogun S, Baumann MH, Kuhar MJ. O óxido nítrico inibe a captação de dopamina (^{5} H). *Brain Res* 641:83-91, 1994.

Pou S, Pou WS, Bredt DS, Bredt DS, Snyder SH, Rosen GM. Generation of superoxide by purified brain nitric oxide synthase. *J Biol Chem* 267:24173-24176, 1992.

Prast H, Phillippu A. Nitric oxide release acetylcholine in the basal forebrain. *Eur J Pharmacol* 216:139-140, 1992.

Prast H, Fischer H, Werner E, Werner-Fehnayer G, Phillippu A. Nitric oxide modulate the release of acetylcholine in the rat ventral striatum of the freely moving rat. *Naunyn Schmiedeberg's Arch Pharmacol* 3 52:67-73,1995.

Proctor MR, Fornai F, Afshar JKB, Gale K. -The role of nitric oxide in focally-evoked limbic seizures. *Neurosci* 76:1231-1236,1996.

Pudiak CM, Bozarth MA. L-NAME e MK-801 atenuam a sensibilização ao efeito estimulante locomotor da cocaína. *Life Sci* 53:1517-1524,1993.

Qian Y, Chao DS, Sanfillano DR, Cornwell TL, Nairn AC, Greengard P, Lincoln TM, Bredt DS. cGMP-dependent protein kinase in dorsal root ganglion: relationship with nitric oxide synthase and nociceptive neurons. *JNeurosci* 16:3130-3138, 1996.

Radi R, Beckman JS, Bush KM, Freeman BA. Peroxidação lipídica da membrana induzida por peroxinitrito: o potencial citotóxico do superóxido e do óxido nítrico. *Arch Biochem Biophys* 288:481-487, 1991.

Radomski MW, Palmer RMJ, Moncada S. The anti-aggregating properties of vascular endothelium: interaction between prostacyclin and nitric oxide. *Br J Pharmacol* 92:639-646,1987.

Radomski MW, Palmer RMJ, Moncada S. Glucocorticoids inhibit the expression of an inducible, but not the constitutive, nitric oxide synthase in vascular endothelial cells. *Proc Natl Acad Sci USA* 87:10043-10047,1990.

Radomski MW, Martin JF, Moncada S. Synthesis of nitric oxide by the haemocytes of the American horseshoe crab (Liinulus polypherus). *Philos Trans R Soc Lond334*:129-133, 1991.

Raifer J, Aronson WJ, Bush PA, Doren FS, Ignarro Lj. Nitric oxide as a mediator of relaxation of the corpus cavernosum in response to nonadrenergic, noncholinergic neurotransmission, *N Engl J Med* 326:90-94,1992.

Raszkiewicz JL, Linville DG, Kerin JF, Wagenaar F, Arneric SP, Nitric oxide synthase is critical in mediating basal forebrain regulation of cortical cerebral circulation. *Neurosci Res* 33:129-135, 1992.

Remuzzi G, Perico N, Zoja C, Corna D, Macconi D, Vigano G. Role of endothelium-derived nitric oxide in the bleeding tendency uremia. *J Clin Invest* 86:1768-1771, 1990.

Rengasainy A, Johnson RA, Regulation of nitric oxide synthase by nitric oxide. *Mol Pharmacol* 44:124-128, 1993.

Rogers NE, Ignarro LJ. A óxido nítrico sintase constitutiva do cerehelhim é inibida de forma reversível pelo óxido nítrico formado a partir da L-arginina. *Biochem Biphys Res Connnun* 189:242-249,1992.

Rundfeld C, Koch R, Richter A, Mevissen M, Gerecke U, Loschher W. Efeitos anticonvulsivos e pró-convulsivos dependentes da dose dos inibidores da óxido nítrico sintase no limiar de convulsão num modelo de estimulação cortical em ratos. *Eur J Pharmacol* 274:73-81,1995.

Salvemini D, de Nucci G, Gryglewski RJ, Vane JR. Human neutrophils and mononuclear cells inhibit platelet aggregation by releasing a nitric oxide-like fator. *Proc Natl Acad Sci USA* 86:6328-6332,1989.

Salvemini D, Manning PT, Zweifel BS, Seibert K, Connor J, Currie MG, Needleman P, Masferrer JL. A inibição dupla da produção de óxido nítrico e prostaglanidina contribui para as propriedades anti-inflamatórias dos inibidores da óxido nítrico sintase. *Clin Invest* 96:301-308,1995.

Sandi C, Venero C, Guaza C. Diminuição da atividade motora espontânea e da resposta de sobressalto em ratos tratados com inibidores da óxido nítrico sintase. *Eur J Pharmacol* 277:89-971995.

Schmidt WJ, Bubser M, Hauber W. Excitatory amino acids and Parkinson's disease (Aminoácidos excitatórios e doença de Parkinson). *Trends Neurosci* 13:46-47, 1990.

Schmidt WJ. O sistema ghitatninérgico como alvo da ação dos fármacos antipsicóticos. In: Modelos animais em psicofarmacologia: *Advances in pharmacological sciences*. Birkhauser Verlag Basel: Suíça pp.289-293,1991.

Schmidt HHHW, Warner TD, Ishii K, Sheng H, Murad F. Insulin-secretion from pancreatic beta-cells caused by L-arginine-derived nitrogen oxides. *Science* 255:721-723, Resposta: Science 258:1376-13798, 1992.

Schmidt HHHW, Lohmann SL, Walter U. The nitric oxide and cGMP signal transduction pathway (A via de transdução de sinal do óxido nítrico e do GMPc). *Biochem Biphys Ata* 1178:153-175, 1993.

Schmidt HHHW, Walter U. NO at work. *Cell* 78:919-925, 1994.

Schneider-Schaulies J, Schneider-Schaulies S, Ter Meulen V. Differential induction of cytokines by primary and persistent measles virus infection in human glial cells. *Virologia* 195:219-228, 1993.

Schulz JB, Matthews RT, Muqit MM, Browne SE, Beal MF. A inibição da óxido nítrico sintase neuronal pelo 7-nitroindazol protege contra a neurotoxicidade induzida pelo MPTP em ratos. *JNeurochem* 64:936-939,1995.

Schuman EM, Madison DV. A requirement for the intercellular messenger nitric oxide in long-term potentiation. *Science* 254:1503-1506,1991.

Schuman EM, Madison DV. Nitric oxide and synaptic function. *A Rev Neurosci* 17:153-183,1994 Shibiki K, Okada D. Endogenous nitric oxide release required for long term synaptic depression in the cerebellum. *Nature* 349:326-328,1991.

Smith RP, Louis CA, Kruszyna H, Acute neurotoxicity of sodium azide and nitric oxide (Neurotoxicidade aguda da azida de sódio e do óxido nítrico). *Fundam Appl Toxicol* 17:120-127,1991.

Snyder SH, Bredt DS. Nitric oxide as a neuronal messenger. *Trends Pharmacol Sci* 12:125-128, 1991.

Snyder SH, Bredt DS. Biologiocal roles of nitric oxide. *Scientific American* 5:28-35,1992.

Snyder SH. Mais empregos para essa molécula. *Nature* 372:504-505,1994.

Speesrt R, Layes E, Schollrnayer A, Reuss S, Vollrath L. Na glândula pineal do rato, mas não no núcleo suprasiasmático, a quantidade de óxido nítrico sintase neuronal constitutiva é regulada pelas condições de iluminação ambiental. *Biochem Biophys Res Commun* 212:70-76,1995.

Sprague R, Thieinermann C, Vane JR. Endogenous endothelium-derived relaxing fator opposes hypoxic pulmonary vasoconstriction and supports blood flow to hypoxic alveoli in anesthetised rabbits. *Proc Natl Acad Sci USA* 89:8711-8715, 1992.

Springall DR, Riveros-Moreno V, Buttery L, Suburo A, Bishop AE, Merrett M, Moncada S, Polak JM. Immunological detection of nitric oxide synthase(s) in human tissues using heterologous antibodies suggesting different isoform. *Histochemistry* 98:259-266,1992.

Stanfa LC, Misra C, Dickenson AH. Amplification of spinal nociceptive transmission depends on the generation of nitric oxide in normal and carrageen rats. *Brain Res* 737:92-98, 1996.

Starr MS, Starr BS. Facilitação paradoxal das convulsões induzidas pela pilocarpina no rato pelo MK-801 e pelo inibidor da síntese de óxido nítrico L-NAME. *Pharmacol Biochem Behav* 45:321-325, 1993.

Starr MS, Starr BS. As alterações do comportamento motor mediadas pelo recetor NMDA envolvem o óxido nítrico? *Eur J Pharmacol* 272:211-217,1995.

Stuehr DJ, Nathan CF. Nitric oxide. Um produto macrofágico responsável pela citostase e inibição respiratória em células alvo tumorais. *J Exp Med* 169:1543-1555, 1989.

Thiemermann C, Szabo C, Mitchel JA, Vane JR. A hiporeactividade vascular aos agentes vasoconstritores e a descompensação hemodinâmica no choque hemorrágico são mediadas pelo óxido nítrico. *Proc Natl Acad Sci USA* 90:267-271,1993.

Thompson AJ, Miller D, Youl B, MacManus D, Moore S, Kingsley D, Kendall B, Feinstein A, McDonald WI. Serial gadolinium enhanced MRI in relapsing/remitting multiple sclerosis. *Neurology* 42:60-63,1992.

Thorup C, Eril A, Persson G. Macula dense derived nitric oxide in regulation of glomerular capillary pressure. *Kidney Ini* 49:430-436,1996.

Toda N. Non-adrenergic non-cholinergic innervation in monkey and human cerebral arteries. *Br J Pharmacol!*

1:281-283, 1981.

Toda N, Okamura T. Mechanism underlying the response to vasodilator nerve stimulation in isolated dog and monkey cerebral arteries [Mecanismo subjacente à resposta à estimulação nervosa vasodilatadora em artérias cerebrais isoladas de cães e macacos]. *Am J Physiol 259:H\5]* 1-Hl 517,1990a.

Toda N, Okamura T. Modification by L-N-inonomethyl arginine (L-NMMA) of the response to nerve stimulation in isolated dog mesenteric and cerebral arteries. *Jpn J Pharmacol* 52:170-173, 1990b.

Toda N, Okamura T. Role of nitric oxide in neurally induced cerebroarterial relaxation. *J Pharmacol Exp TlterlWAWI-Wil*, 1991.

Uemura Y, Kowall NW, Beal MF. Selective sparing of NADPH-diaphorase-somatostatin- neuropeptide Y neurons in ischemic gerbil striatum. *Ann Neurol* 27:620-625,1990.

Toda N. Mediation by nitric oxide of neurally induced human cerebral artery relaxation. *Experientia* 49:51-53, 1993.

Unmento M, Olds ME. Effects of chlordiazepoxide, diazepam and chlorpromazine on conditional emotional behaviour and conditioned neuronal activity in limbic, hypothalamic and geniculate regions. *Neuropharmacol* 14:413-425,1975.

Vallance P, Collier J, Moncada S. Nitric oxide synthesised from L-arginine mediates endothelium-dependent dilatation in human veins *in vivo*. *Cardiovasc Res* 23:1053-1057, 1989.

Vallance P, Benjamin N, Collier 1 The effect of endothelium -derived nitric oxide on ex-vivo whole blood platelet aggregation in man. *Euro J Clin Pharmacol 42'.37-4\ₜ* 1992.

Vallance P, Moncada S. Nitric oxide-from mediator to medicines. *J Royal Coll Phys* London 28:209-219, 1994.

Valtschanoff JG, Weinberg RJ, Kharaza VN, Nakane M, Schmidt HHHW. Neurónios no hipocampo do rato que sintetizam óxido nítrico, *J Comp Neurol* 331:111-121, 1993.

Vanderwinden JM, Maollux P, Schiffman SN, Vanderhaeghen JJ, De Laet. Nitric oxide synthase in infantile hypertrophic pyloric stenosis. *N Engl JAferf* 327:511-515,1992,

Van Gelderen EM, De Bruijnc ELE, Agteresch HJ, Saxena PR. The effect of nitric oxide donors on haemodynamics and blood flow distribution in the porcine carotid circulation. *Br J Pharmacol* 113:1303-1309,1995.

Van Leeuwen R, De Vries R, Dzoljic MR. O 7-nitro indazol, um inibidor da óxido nítrico sintase neuronal, atenua as convulsões induzidas pela pilocarpina. *Eur J Pharmacol* 287:211-213,1995.

Van Leeuwen R, De Vries R, Dzoljic MR. O 7-nitro indazol, um inibidor da óxido nítrico sintase neuronal, atenua as convulsões induzidas pela pilocarpina. *Eur J Pharmacol* 287:211-213, 1995.

Varner PD, Beckman JS. Nitric oxide toxicity in neuronal injury and degeneration (Toxicidade do óxido nítrico na lesão e degeneração neuronal). In: *Nitric oxide in the nervous system*. Ed: Vincent SR. Academic Press, Nova Iorque, pp. 191-207, 1995.

Vincent SR, Hope BT, Neurónios que dizem NÃO. *Trends Neuro Sci* 15:108-113,1992.

Vincent SR, Kimura H. Histochemical mapping of nitric oxide synthase in the rat brain. *Neurosci* 46:755-784,1992.

Vincent SR. Nitric oxide: a radical neurotransmitter in the central nervous system. *Prog Neurobiol* 42:126-160,1994.

Vincent SR. Localização dos neurónios de óxido nítrico no sistema nervoso central. In: *Nitric oxide in the nervous system*. Ed: Vincent SR. Academic Press, Nova Iorque, pp.83-103,1995.

Vizzard MA, Erdman SL, de Groat WC.Incrcased expression of neuronal nitric oxide synthase (NOS) in visceral neurons after nerve injury. *JNeurosci* 15:4033-4045, 1995.

Wang O, Pelligrino DA, Baughman VL, Koenig HM, Albrecht RF. Tbe role of neuronal nitric oxide synthase in the regulation of cerebral blood flow in normocapnia and hypercapnia in rats. *J Cereb Blood Flow Afetab* 15:774-778,1995.

Wang Y, Marsden PA. Nitric oxide synthase: biochemical and molecular regulation. *Curt* Opin Nephrol Hyperlens* 1:12-22,1995.

Wetts R, Vaughn JE. Choline acetyltransferase and NADPH diaphorase are co-expressed in rat spinal cord neurons. *Neurosci* 63:1117-1124, 1994.

Wikhmd NP, Person MG, Gustafson LE, Moncada S, Hedqvist P. Modulatory role of endogenous nitric oxide in pulmonary circulation *in vivo, Eur J Pharmacol* 185:123-124,1990.

Wilcox CS, Welch WJ, Murad F, Gross SS, Taylor G, Levi R, Schmidt HHHW. Nitric oxide synthase in macula densa regulates glomerular capillary pressure. *Proc Natl Acad Sci USA* 89:11993-11997, 1992.

Williams CV, Nordquist D, McLoon SC. Correlação da expressão da óxido nítrico sintase com a alteração dos padrões das projecções axonais no sistema visual em desenvolvimento. *J Neurosci* 14:1746-1755,1994.

Williams JA, Vincent S, Reiner P. Nitric oxide production in rat thalamus changes with behavioral state, local depolarization and brainstem stimulation, *JNeurosci* 17:420-427, 1997.

Woolfson R, Postin L. Effect of N°-monomethyl-L-arginine on endothelium-dependent relaxation of human subcutaneous resistant arteries. *Clin Sci* 79:273-278, 1990.

Worl J, Mayer B, Neuhuber WL. Spatial relationships of enteric nerve fibres to vagal motor terminals and the sarcolemma in motor endplates of the rat oesophagus: a confocal laser scanning and electron-microscopic study. *Cell Tissue Res* 287:113-118,1997.

Wu W, Han K, Li L, Schinco FP. A implantação de um enxerto de PNS inibe a indução da óxido nítrico sintase neuronal e aumenta a sobrevivência dos motoneurónios espinais após a avulsão da raiz. *Exp Neurol* 129:335-339,1994.

Wu W, Li Y, Schinco FP. Expressão de c-jun e óxido nítrico sintase neuronal em motoneurónios da coluna vertebral de ratos após lesão axonal. *Neurosci Lett* 179:157-161,1994.

Wu W, Luizzi FJ, Schinco FP, Depto AS, Li Y, Mong JA, Dawson TM, Snyder SH. neuronal nitric oxide synthase is induced in spinal neurons by traumatic injury. *Neurosci* 61:719-726,1994.

Yallampalli C, Garfield RE, Byam-Sniith M. Nitric oxide inhibits uterine contractility during pregnancy but not during delivery. *Endocrinology* 133:1899-1902,1993.

Youdim MB, Lavie L. Inibidores selectivos da MAO-A e B, eliminadores de radicais e inibidores da óxido nítrico sintase na doença de Parkinson. *Life Sci* 55:2077-2082,1994,

Zarri L, Bucossi G, Cupello A, Rappallino MV, Robello M. Modulation by nitric oxide of rat brain GABA receptors. *Neurosci Leif* 180:239-242,1994.

Zhang X, Verge V, Wiesenfeld-Hallin Z, Ju G, Bredt D, Snyder SH, Hokfelt T. Nitric oxide synthase-like immunioreactivity in lumbar dorsal root ganglia and spinal cord of rat and monkey and effect of peripheral axotoiny. *J Comp Neurol* 335:563-575, 1993.

Zhang ZG, Chopp M, Gautam S, Zaloga C, Zhang RL, Schmidt HH, Pollock JS, Forstennann U. Upregulation of neuronal nitric oxide synthase and inRNA, and selective sparing of nitric oxide synthase-containing neurons after focal cerebral ischemia in rat. *Brain Res* 654:85-89,1994.

Zhao WG, Tilton RG, Corbett JA, McDaniel ML, Misko TP, Williamson JR, Cross AH, Hickey WF. Experimental allergic encephalomyelitis in the rat is inhibited by aminoguanidine, an inhibitor of nitric oxide synthase. *JNeuroimmunol* 64:123-133,1996.

Zhu ZX, Luo LG. Efeito do nitroprussiato (óxido nítrico) na libertação endógena de dopamina em fatias de estriado de rato. *JNeurochem* 59:932-935,1992.

Zielasek J, Jung S, Gold R, Liew FY, Toyka KV, Hartung HP. Administração de inibidores da óxido nítrico sintase na neurite autoimune experimental e na encefalomielite autoimune experimental. *JNeuroimmunol* 1995.

CAPÍTULO 3

O ÓXIDO NÍTRICO E A MEDICINA CLÍNICA: ASPECTOS TERAPÊUTICOS

Com base nos numerosos papéis biológicos do NO, o seu impacto na medicina clínica está a desenvolver-se. No entanto, a ubiquidade do NO e o seu envolvimento numa grande variedade de mecanismos fisiológicos e fisiopatológicos implicam que os fármacos concebidos para modificar a atividade biológica do NO podem ter efeitos distintos. A lista de condições patológicas em que o NO é um mediador importante está a aumentar (Moncada e Higgs, 1993) e as alterações do sistema L-Arg/NO/cGMP podem estar implicadas numa grande variedade de doenças. Assim, estão a surgir novas aplicações clínicas do NO, dos seus análogos ou de inibidores da NOS recentemente desenvolvidos. O desafio terapêutico consistiria em manipular seletivamente as vias do NO (Moncada *et al.*, 1991).

3.1 Doenças com Hipofunção do Sistema de Óxido Nítrico

3.1.1 , Doenças cardiovasculares

As condições mais comuns de hipofunção do sistema NO são a *hipertensão e as doenças vasoespásticas*. A diminuição da síntese ou da ação do NO tem sido implicada em praticamente todos os estados fisiopatológicos associados ao aumento do tónus vascular, ao vasoespasmo ou ao aumento da adesão das plaquetas e dos leucócitos à parede dos vasos (AnggArd, 1994). Do mesmo modo, o sistema NO é afetado em doentes com hipertensão essencial (Calver *et al.*, 1993). Foi demonstrada uma diminuição da vasodilatação basal mediada pelo NO em doentes não só com hipertensão (Calver *et al.*, 1992a; Panza *et al.*, 1993), mas também com hipercolesterolemia (Creager *et al.*, 1992), ateroma (Ludmer *et al.*, 1986) e angiopatia na diabetes mellitus (Calver *et al.*, 1992b; Johnstone *et al.*, 1993). Além disso, as funções endoteliais, incluindo a libertação e as acções do NO, estão claramente comprometidas em doenças vasculares importantes, como a aterosclerose, a lesão de reperfusão e a vasculopatia associadas à angioplastia, à cirurgia de bypass e ao transplante (Nathan, 1992; Bucala *et al.*, 1991; Hogan *et al.*, 1992; Busse e Fleming, 1993). No entanto, o tratamento da hipertensão pode restaurar a vasodilatação mediada por NO para o normal (Calver *el al.*, 1991a). A dilatação coronária dependente do fluxo pelo NO foi demonstrada em seres humanos (Drexler *et al.*, 1989), enquanto a diminuição do relaxamento dependente do endotélio foi relatada em artérias coronárias arterioscleróticas (Moncada, 1992).

No que respeita à terapêutica, *os nitrovasodilatadores* estão na prática clínica há cerca de 100 anos e continuam a ser amplamente utilizados em condições como a doença coronária, insuficiência cardíaca congestiva, emergências hipertensivas, hipertensão pulmonar, fibrinólise, angioplastia coronária percutânea e complicações após cateterismo cardíaco (Moncada *et al.*, 1991). Os fármacos vasodilatadores contendo NO, incluindo o trinitrato de glicerilo, outros ésteres de nitrato, nitroprussiato de sódio e um novo, a molsidomina, têm sido usados clinicamente para diminuir a resistência vascular sistémica e a pressão arterial. No entanto, só recentemente foi descoberto o seu mecanismo de ação através da libertação de NO, seguida de um aumento do GMPc, do relaxamento do músculo liso vascular e da inibição da agregação plaquetária (Murad *et al.*, 1979; Ignarro, 1989). Além disso, foi demonstrado que os dadores de NO, trinitrato de glicerilo ou nitroprussiato de sódio, também diminuem a contratilidade do miocárdio (Grocott-Mason *et al.*, 1993). Contudo, os nitrovasodilatadores dilatam preferencialmente as veias (MacAllister *et al.*, 1995a) e esta é a base de pelo menos parte da eficácia do trinitrato de glicerilo no tratamento da insuficiência cardíaca e da doença coronária, explicando também a hipotensão postural indesejada como efeito secundário. A venoselectividade é mais facilmente explicada pelas observações de que as veias têm uma baixa produção basal de NO (Vallance *el al.*, 1989) e, consequentemente, a guanilil ciclase no músculo liso venoso está sobre-regulada. Da mesma forma, os resultados de estudos em animais implicam que os nitrovasodilatadores têm um efeito exagerado em vasos com endotélio danificado ou produção deficiente de NO (Moncada *et al.*, 1991). Este efeito também ocorre em vasos coronários humanos *in vivo* e contribui para o efeito anti-anginoso dos nitrovasodilatadores. O efeito antiplaquetário dos nitrovasodilatadores convencionais é menor do que a dilatação, mas o novo fármaco S-nitroso-glutatião metaboliza o NO nas plaquetas, inibindo a agregação plaquetária em doses que causam apenas uma vasodilatação mínima (Radomski *et al.*, 1992). Resultados recentes implicam um possível papel protetor dos nitrovasodilatadores no AVC, mas ainda não é claro se se trata de um efeito vascular, plaquetário ou neuronal dos fármacos (Vallance e Moneada, 1994).

As novas abordagens terapêuticas podem ter como objetivo específico a preservação da integridade endotelial e o reforço de um sistema de NO falhado, através da administração de L-Arg ou da prevenção da sua destruição através da utilização de antioxidantes. Em estados avançados de disfunção endotelial, não seria possível aumentar a síntese endógena de NO. Por conseguinte, a substituição por geradores de NO exógenos seria benéfica. Os dadores de NO tradicionais, como a nitroglicerina, serão substituídos por novos geradores de NO com efeitos vasodilatadores e anti-adesivos sem desenvolvimento de tolerância (AnggArd, 1994).

Os activadores da c-NOS, como a Ach, a bradicinina, a substância P e a 5-HT, activam a e-NOS e estimulam as células endoteliais a libertar NO. Foi sugerido o desenvolvimento de tais agonistas para causar uma estimulação a longo prazo do sistema NO. Por exemplo, a inibição da enzima de conversão da angiotensina (ECA) pelo captopril ou pelo enalapril aumenta os níveis de bradicinina com subsequente estimulação da libertação de NO dependente do endotélio. Este é um mecanismo de ação adicional destes fármacos (Vanhoutte *et al.*, 1989). Além disso, foi referido que os novos inibidores da ECA apresentam uma potenciação da retenção da memória através da bradicinina derivada do endotélio, da e-NOS activada e da subsequente formação de NO (Hock e Weimer, 1992).

Por conseguinte, a nova tecnologia explora a possibilidade de aumentar a produção e a atividade do NO endógeno, utilizando-o no tratamento de *doenças degenerativas vasculares* comuns, como a *aterosclerose, a trombose vascular e a reestenose.* Além disso, o reforço do sistema NO pode ser conseguido através de concentrações crescentes de L-Arg, incorporado num veículo fisiologicamente aceitável para utilização oral ou pode ser administrado por via intravascular (Calver *et al.*, 1991). A infusão de L-Arg diminui a pressão sanguínea em voluntários saudáveis e em pacientes com hipertensão (Hishikawa *et al.*, 1992) e corrige a disfunção endotelial em pacientes com hipercolesterolemia (Creager *et al.*, 1992; Drexler *et al.*, 1991). Os efeitos benéficos da suplementação dietética com L-Arg nas doenças cardiovasculares estão atualmente a ser investigados (Vallance e Moncada, 1994). Uma nova forma de dadores de NO, denominada S-nitrosotióis, porque o NO está ligado a um tiol, liberta NO livre no sangue. Isto mostra que o NO ligado a um tiol pode ter uma função reguladora num novo substituto do sangue (Stampler *et al.*, 1996). Uma vez que o superóxido inativa rapidamente o NO, foi sugerido que a administração de superóxido dismutase e o bloqueio da produção endógena de superóxido poderiam proteger a atividade do NO (Gryglewski *et al.*, 1986). Os componentes da via metabólica do NO podem também ser manipulados através do aumento da quantidade de NOS presente, quer especificamente no local da lesão vascular, quer sistemicamente na rede vascular (Vallance e Moncada, 1994).

Além disso, o desenvolvimento de um sensor de NO na ponta de um cateter utilizado para angioplastia permitiria a deteção da produção local de NO após tratamento com Ach ou bradicinina (Bassenge, 1992). Este teste clínico para a determinação do estado funcional do revestimento endotelial poderia ser monitorizado em regiões de arteriosclerose antes e depois da angioplastia. Poderia ser utilizado para determinar a funcionalidade das células endoteliais que cobrem as superfícies vasculares desnudadas. O efeito dos nitrovasodilatadores poderia também ser monitorizado com este ultramicrossensor de NO (Creager *et al.*, 1992; Drexler *et al.*, 1991). Uma vez desenvolvida, a avaliação clínica da produção e dos efeitos do NO em locais específicos da vasculatura coronária tornar-se-ia uma ferramenta clínica útil (Kiechle e Malinski, 1993; Vallance *et al.*, 1995),

3.1.2. Doenças respiratórias
A NADPH-d e a imunocoloração mostraram a expressão da c-NOS em elementos nervosos humanos e no endotélio de grandes vasos e da i-NOS em macrófagos alveolares no pulmão humano (Kobzbik *et al.*, 1993). A NOS é encontrada nas células epiteliais respiratórias (Robbins *et al.*, 1993). No sistema respiratório, a diminuição da produção de NO pela c-NOS estabelece uma ligação entre a hipertensão pulmonar e a doença pulmonar crónica, enquanto as anomalias dos neurónios NANC que irrigam as vias respiratórias podem aumentar a constrição brônquica (Dinh-Xuan *et al.*, 1993). Por conseguinte, o NO foi detectado no ar expirado dos seres humanos (Gustafsson *et al.*, 1991). Além disso, a inalação de gás NO por seres humanos resultou na reversão da vasoconstrição pulmonar causada por hipoxia (Blomqvist *et al.*, 1993) ou hipertensão pulmonar

(Kinsella *et al.,* 1992; Rossaint *et* rr/.,1993). Os doentes adultos com síndrome de dificuldade respiratória grave tratados com inalação de NO apresentam uma redução da pressão da artéria pulmonar e um aumento da oxigenação arterial (Rossaint *et al.,* 1993). Os infiltrados pulmonares bilaterais secundários à pneumonia pneumocócica foram revertidos pela inalação de NO (Blomqvist *et al.,* 1993). Resultados recentes indicam que *o NO inalado* é benéfico no tratamento da *hipertensão pulmonar,* comum na síndrome de dificuldade respiratória neonatal e do adulto e após cirurgia de bypass cardiopulmonar (Frostell *et al.,* 1991, 1993; Pepke-Zabe *et al.,* 1991; Rossiant *et al.,* 1993; Winberg *et al.,* 1994).

Verificou-se que *o NO inalado* em baixas concentrações 50-80 ppm (2-3,2 pmol/1) provoca uma vasodilatação pulmonar selectiva, broncodilatação, melhorando a oxigenação arterial, sem provocar uma vasodilatação sistémica. A inalação de concentrações muito baixas de gás NO (na ordem das 100 partes por bilião) parece provocar uma vasodilatação selectiva dos vasos que irrigam os alvéolos ventilados e esta estratégia terapêutica pode ser útil em certos doentes com lesão pulmonar aguda (Benzing *et al.,* 1995; Samama *et al.,* 1995) ou outras causas de hipertensão pulmonar (Pepke-Zaba *et al.,* 1991; Gerlach *et al.,* 1993). O NO inalado em baixas concentrações (<80 ppm) é rapidamente absorvido pelo sangue capilar do pulmão, causando um aumento na excreção de nitratos. Uma vez que as vias aéreas seguem as artérias pulmonares para o interior do pulmão até ao nível pré-capilar, é fácil compreender como algum NO inalado pode difundir-se para as arteríolas pulmonares de resistência. Ao atuar no lado abluminal do músculo liso vascular arteriolar, o NO provoca uma vasodilatação específica nos segmentos bem ventilados do pulmão. Após a difusão no sangue, é rapidamente inactivado por ligação à hemoglobina, pelo que não terá qualquer efeito vascular generalizado. Esta vasodilatação selectiva é observada pelo NO na vasoconstrição pulmonar e na hipertensão pulmonar. Ainda há questões substanciais a abordar sobre as consequências a longo prazo do NO inalado, mas é evidente que respirar 20-40 ppm (cerca de 0,6-1,6 pmol/1) durante vários dias não causa toxicidade óbvia nos seres humanos (Schmidt e Walter, 1994). Embora o NO inalado tenha sido utilizado com êxito no tratamento da *hipertensão pulmonar aguda* (Higenbottam, 1993), trata-se ainda de uma terapêutica experimental. Alguma *hipertensão pulmonar crónica e grave* parece estar associada a alterações estruturais, tornando estas condições resistentes à inalação de NO (Roger *et al.,* 1996). A inalação de NO pode estar associada a riscos. Embora seja geralmente bem tolerado, o NO pode causar danos nos tecidos através da formação de radicais livres e inflamação devido ao aumento da permeabilidade capilar. O controlo preciso da concentração de NO no gás inspirado dos dispositivos respiratórios de fluxo contínuo oferece a possibilidade de utilizar NO inalado com precauções de segurança adequadas (Hudome *et al.,* 1996). A inalação de NO desenvolver-se-á no futuro, porque a avaliação da eficácia e da segurança ajudará a determinar a sua posição no tratamento da hipertensão pulmonar aguda e *da asma brônquica* (AnggArd, 1994; Dhillon *et al.,* 1996).

O NO reage com outros radicais livres e com alguns metais, mas é notavelmente pouco reativo com a maioria das moléculas biológicas. Embora o NO seja um radical livre, não é necessariamente altamente reativo ou destrutivo. O NO tem o coeficiente de difusão mais elevado de qualquer molécula biológica, sendo 1,4 vezes superior ao do oxigénio ou do CO a 37°C. A inalação de NO do ar ambiente e do epitélio da nasofaringe actua em conjunto com a síntese local nas células epiteliais, endoteliais e neuronais para otimizar a ventilação e regular a motilidade ciliar do epitélio brônquico, a secreção de muco e o tónus das vias aéreas (Schmidt *et al.,* 1992 a). Pelo contrário, no que diz respeito à morbilidade das vias aerodigestivas superiores, os níveis reduzidos de NO salivar nos fumadores podem potenciar os papéis na patogénese das doenças relacionadas com o tabagismo (Bodis e Haregewoin, 1994).

3.1.3 *Doenças gastrointestinais*
O NO também é formado no estômago a partir de fontes exógenas e endógenas (epitélio, endotélio), através da conversão de nitrato nutricional em nitrito por bactérias anaeróbias facultativas (Schmidt *et al.,* 1992a). A inibição da NOS bloqueia a hiperemia da mucosa e agrava *a ulceração gástrica* experimental, sugerindo um efeito citoprotector fisiológico do NO na mucosa que pode proporcionar resistência ao *Heliobacter pylori* (Kim e Kim, 1996). No entanto, a formação de NO gástrico pode ter um risco mutagénico devido ao seu potencial de formação de nitrosaminas a partir de precursores de aminas nutricionais.

A descoberta de uma NOS deficiente no piloro no *piloro hipertrófico infantil* pode ser o primeiro exemplo de ausência de produção de NO no músculo liso gastrointestinal, enquanto na *acalasia, doença de Hirschsprung,* os nervos NANC estão ausentes ou carecem de n-NOS (Vanderwinden *et al.,* 1992; Mearin *et al.,* 1993; Schmidt e Walter, 1994). A ausência de atividade dilatadora do NO libertado localmente no músculo piloro poderia explicar o piloroespasmo em crianças com esta doença. Este facto é consistente com a diminuição da síntese de NO na obstipação induzida por opiáceos (Calignano *et al.,* 1992). Dados adicionais sugerem uma *nova abordagem clínica* utilizando dadores locais de NO para controlar a motilidade gastrointestinal e regular a função esfincteriana (Slivka *et al.,* 1994). Uma pomada contendo nitroglicerina a 0,5% foi recentemente introduzida *na* terapia de *hemorróidas e fissuras,* porque a pomada de nitroglicerina liberta NO, que abre o esfíncter anal, permitindo que o sangue flua da área e alivie as hemorróidas e fissuras (Gorfine, 1995).

3.1.4 Doenças do aparelho geniturinário

Com base nas descobertas de que a NOS é expressa nos neurónios NANC pélvicos do homem, inervando os corpos cavernosos e nos plexos neuronais da camada adventícia das artérias cavernosas do pénis, o NO é identificado como um mediador neuronal da *ereção peniana* nos homens (Burnett *et al.,* 1993). Os inibidores da NOS aboliram as erecções penianas produzidas electrofisiologicamente nos homens (Raifer *et al.,* 1992). Por conseguinte, um relaxamento deficiente do corpo cavernoso mediado pelo NO pode estar associado à impotência (Saenz *et al.,* 1989). A aplicação de dadores de NO provoca o relaxamento do corpo cavernoso humano e a ereção do pénis (Meyhoff *et al.,* 1992). Por conseguinte, a aplicação local de dadores de NO tem um efeito benéfico na *impotência* dos homens adultos, especialmente nos que sofrem de diabetes mellitus. Foi sugerido que a impotência erétil em homens diabéticos crónicos é uma parte da degeneração neurológica periférica que envolve a via do NO (Ignarro *et al.,* 1990; AnggSrd, 1994). Além disso, foram encontrados mecanismos periféricos de GMPc no tecido testicular e o NO derivado do canal deferente pode aumentar a motilidade dos espermatócitos através do influxo de Ca^{2+} (Schmidt e Walter, 1994). A via do NO pode ter um papel no controlo da atividade do músculo liso da próstata humana e/ou na neurotransmissão secretora (Hedlund *etai.,* 1997).

No que diz respeito às mulheres, foram encontradas fibras nervosas de NOS imunorreactivas na adventícia da artéria uterina humana, onde o NO medeia a vasodilatação (Toda *et al.,* 1994). Nas mulheres grávidas, o NO regula o fluxo sanguíneo placentário, a nutrição e o crescimento do útero durante o período pré-termo, contribuindo para a manutenção da quiescência uterina e para a vasodilatação materna. O NO está envolvido na patogénese e nas caraterísticas clínicas dos *distúrbios hipertensivos durante a gravidez* (Nobunaga *et al.,* 1996). Pelo contrário, durante o parto, com a contração uterina, a atividade do NO diminui para permitir o parto (Yallampalli *et al.,* 1993; Morris *et al.,* 1995). Com base nestes resultados, os adesivos de nitroglicerilo foram aplicados com êxito no bloqueio das *contracções uterinas dolorosas* e *do trabalho de parto prematuro* (Lee *et al.,* 1994).

A hipertensão e a disfunção imunitária em doentes com *insuficiência renal crónica ou terminal* podem ser secundárias ao bloqueio da NOS por um aumento da concentração de dois inibidores endógenos da NOS derivados do L-Arg: L-NMMA e ADMA (Vallance *et al.,* 1992a). Os doentes com insuficiência renal crónica apresentam concentrações plasmáticas diminuídas de L-Arg e níveis plasmáticos elevados de ADMA. A deficiência de NO conduz à hipertensão e a lesões renais (Baylis e Vallance, 1996). O ADMA, como potente inibidor competitivo da NOS, pode induzir vasoconstrição, o que pode ainda causar algumas *complicações da insuficiência renal* (MacAllister *et al.,* 1996a,b). Por outro lado, a inibição da atividade da dimetilarginina dimetililaminidrolase (DDAH), uma enzima que metaboliza o L-NMMA e o ADMA, constitui um mecanismo alternativo de modulação do sistema NO (MacAllister *etal.,* 1996a,b).

O envolvimento do NO na regulação da função da bexiga aumenta as novas possibilidades terapêuticas para o tratamento da *incontinência,* porque no sistema urinário, os nervos NANC controlam o fluxo de saída da bexiga (Person *et al.,* 1993).

3.1.5 Oncologia

Foi demonstrado que certos tipos de imunoterapia podem induzir a NOS, como a injeção de interleucina-2 no tratamento de *tumores renais*. A produção elevada de NO poderia participar nos *efeitos anti-tumorais* desta imunoterapia (Habeas *et al.*, 1992).

No que diz respeito ao principal objetivo da *terapia anticancerígena* de aumentar a eficácia dos agentes quimioterapêuticos utilizados clinicamente, os sistemas de administração de NO aumentam a citotoxicidade da cisplatina, fornecendo informações sobre estratégias para a participação de dadores de NO na terapia com cisplatina (Wink *et al.*, 1997). Está planeada uma terapia adicional através da conceção de um método bem sucedido de fixação de dadores de NO em substratos de biomateriais sintéticos, implantes que poderiam tornar-se "biologicamente vivos". Estes implantes poderiam ser utilizados para sensibilizar as células tumorais, tornando-as mais vulneráveis à radiação, modular as reacções inflamatórias, facilitar a cicatrização de feridas e reforçar o sistema imunitário (Chu, 1995). Além disso, os inibidores da NOS provocaram alterações na patologia tumoral, o que é promissor para potenciais aplicações terapêuticas (Adams e Stratford, 1994).

3.2 Doenças com Hiperfunção do Sistema de Óxido Nítrico

Em contraste com as condições patológicas anteriores, outras doenças podem envolver a hiperfunção do sistema NO. Exemplos disso são o choque sético, a inflamação crónica, as doenças auto-imunes e os acidentes vasculares cerebrais, acompanhados de uma libertação abundante de NO a partir da i-NOS. No entanto, o NO produzido pela i-NOS está normalmente envolvido em mecanismos de defesa do hospedeiro, matando agentes patogénicos, incluindo leishmania, mycobacterium tuberculosis, parasitas da malária e certos fungos, mediando a imunidade não específica e sendo tóxico para as células tumorais (Moncada *el al.*, 1991; Habeas *et al.*, 1991). Os macrófagos humanos produzem nitrato e nitrito (produtos de degradação estáveis do NO), cujas quantidades são variáveis e aumentam em *condições inflamatórias* (Habeas *et al.*, 1992). A ingestão de alimentos não pode explicar o aumento dos níveis de nitratos (Snyder e Bredt, 1992; Hdlscher *et al.*, 1995).

3.2.1 Sépsis

Os doentes, adultos e recém-nascidos, com *sépsis* apresentam níveis elevados de óxidos de azoto, nitrito e nitrato, no soro e na urina (Marzinzig *el al.*, 1997), que podem ser úteis na previsão da gravidade da doença e da ocorrência de *choque sético* (Ochoa *et al.*, 1991; Shi *et al.*, 1993). Foi sugerido que o NO produzido pela i-NOS e pelas citocinas pró-inflamatórias contribui para a *depressão* reversível *do miocárdio* em doentes com sépsis e insuficiência cardíaca congestiva (Oddis *et al.*, 1997).

Em estudos sobre a capacidade dos inibidores da NOS para inverter os efeitos hemodinâmicos do choque sético, alguns deles foram recentemente estudados em seres humanos gravemente doentes com algum sucesso (Schilling *et al.*, 1993). Estudos preliminares efectuados em seres humanos sugerem que os inibidores da NOS melhoram a pressão arterial e estabilizam a hemodinâmica (Vallance e Moncada, 1993; Wolfe e Dasta, 1995). Do mesmo modo, o L-NMMA restaura a hipotensão em doentes com choque sético (Petros *et al.*, 1994). Os fármacos bloqueadores selectivos da i-NOS previnem os efeitos citotóxicos da endotoxina e de algumas citocinas *in vitro* e seriam fármacos úteis para prevenir a produção excessiva de NO acompanhada de toxicidade e para *reverter a hipotensão séptica* (Radomski *et al.*, 1993). Por conseguinte, estão atualmente a ser desenvolvidos inibidores selectivos da i-NOS, como a aminoguanidina, que podem bloquear a produção patológica de NO sem afetar a função fisiológica endotelial, neuronal ou plaquetária (Misko *et al.*, 1993; Vallance e Moncada, 1994).

3.2.2 Inflamação

A síntese de NO está aumentada em *condições inflamatórias gerais* (eritema, fuga vascular). Do mesmo modo, um aumento da concentração de NO no ar expirado de doentes com *rinite sazonal* (Marlin *et al.*, 1996) e *asma* (Person *et al.*, 1994; Kharitonov *et al.*, 1994) pode refletir *a inflamação das vias respiratórias* e o NO expirado pode ser um meio útil para monitorizar *a gravidade da asma e a eficácia do tratamento* (Kharitonov *et al.*, 1994). É provável que a excreção de NO do pulmão represente um excesso de NO produzido localmente, em vez de NO extraído do sangue. A medição do NO no ar exalado pode, por conseguinte, tornar-se um indicador útil da produção pulmonar de NO em várias doenças pulmonares (AnggArd, 1994).

A indução de i-NOS por endotoxina ou citocinas parece fazer parte da *resposta inflamatória crónica* e pode contribuir para a vasodilatação, a fuga vascular e os danos nos tecidos numa série de condições inflamatórias. Os inibidores da NOS diminuíram essa libertação de NO. O aumento das concentrações de nitritos no líquido sinovial e no soro em doentes com osteoartrite e artrite reumatoide sugeriu um aumento da atividade da NOS nas *doenças reumáticas crónicas* (Farrell *et al.*, 1992; Ueki *et al.*, 1996). Os inibidores da NOS suprimiram a artrite induzida por adjuvante (Connor *et al.*, 1995). Há dados que mostram a indução da i-NOS durante doenças inflamatórias crónicas, no intestino de doentes com *colite ulcerosa crónica e doença de Crohn* (Middleton *etal.*, 1993; Boughton-Smith *et al.*, 1993).

No coração, o aumento da produção de NO após a expressão da i-NOS poderia contribuir para a patogénese da *miocardite, da cardiomiopatia dilatada e da cardiomiopatia pós-parto* (De Beider *et al.*, 1993; 1995). A citotoxicidade adicional no coração é causada pela reação do NO com o superóxido, formando peroxinitrato e contribuindo para os danos nos tecidos durante a inflamação e a isquémia-reperfusão (Downey *etal.*, 1990).

3.2.3 Endotoxenda

O aumento da atividade do sistema NO pode estar envolvido na manutenção da vasodilatação e dos distúrbios circulatórios sistémicos em doentes com cirrose grave e *insuficiência hepática,* geralmente acompanhados de endotoxemia (Sogni *et al.*, 1995; Matsumoto *et al.*, 1995). Do mesmo modo, a produção excessiva de NO nas plaquetas foi sugerida como causa da tendência hemorrágica da *uremia* (Remuzzi *et al.*, 1990; Zoja *et al.*, 1991).

3.2.4 A utoinimunidade

Foi referido que o bloqueio da atividade catalítica da NOS pelo NO (mas não pelos produtos de oxidação, como o nitrito, o nitrato e o peroxinitrato) serve não só para modular a produção de NO na célula de origem, mas também nas células vizinhas (Griscavage *et al.*, 1993; Rengasamy e Johns, 1993). Este poderia ser um mecanismo de amplificação importante na resposta a agentes patogénicos invasores. Em alternativa, pode representar um processo descontrolado com consequências desastrosas para a integridade do hospedeiro. A produção desregulada de NO torna-se auto-destrutiva, como nas *doenças auto-imunes,* na *rejeição imunitária de aloenxertos* e na *doença do enxerto contra o hospedeiro* (Schoedon *et al.*, 1993). No que respeita à autoimunidade, os inibidores da NOS previnem a *glomerulonefrite* por complexos imunes anti-DNA e reduzem a intensidade da *artrite* inflamatória (Weinberg *et al.*, 1994). Além disso, as células beta pancreáticas têm uma capacidade limitada de eliminação de radicais livres e são, portanto, altamente sensíveis à citotoxicidade do NO.

Em modelos farmacologicamente induzidos de *diabetes mellitus insulino-dependente,* a insulite autoimune progressiva, a disfunção e a eventual morte das células beta pancreáticas estão correlacionadas com a indução de i-NOS e foram diminuídas pelos inibidores da NOS. Por conseguinte, o NO foi acrescentado à lista de mediadores envolvidos nos processos de *inflamação local e sistémica* nos seres humanos (Green *et al.*, 1994).

Os glucocorticóides anti-inflamatórios inibem a indução da i-NOS, mas são ineficazes quando a enzima é expressa (Radomski *et al.*, 1990). Isto pode explicar a razão pela qual os glucocorticóides facilitam a propagação de *infecções e malignidades* e evitam as consequências da *hipersensibilidade retardada* em condições como a *rejeição de transplantes e a vasculite* (Moncada *et al.*, 1991).

Do mesmo modo, o composto antifúngico imidazol, econazol, inibe a i-NOS (Bogle e Vallance, 1996), enquanto o medicamento anti-inflamatório e citotóxico metotrexato bloqueia a síntese do cofator H4B da NOS (Gross *et al.*, 1992). Estes efeitos podem contribuir para a eficácia terapêutica dos medicamentos. O desenvolvimento de agentes *anti-inflamatórios e imunossupressores* mais específicos que bloqueiem simultaneamente a i-NOS, acompanhado de novas abordagens terapêuticas, seria benéfico para a prática clínica (Salvemini *et al.*, 1995; Pfeilschifter *et al.*, 1996).

3.3 Perturbação do sistema de óxido nítrico e doenças neuropsiquiátricas

Foram descritas doenças que não estão apenas associadas à hipo ou hiperfunção do sistema NO, mas também à combinação de hipo/hiperfunção dos mecanismos NO.

3.3.1 Isquémia cerebral

Na lesão de isquémia-reperfusão cerebral, a situação é mais complexa do que na outra parte do corpo. A formação de NO é inicialmente protetora e aumentada, induzindo a perfusão colateral, mas após algum tempo a formação de NO a partir de c-NOSs cessa. Após a reoxigenação, a produção de NO a partir da i-NOS ocorre, mas é acompanhada pela presença de formação de peroxinitrato, levando a danos nos tecidos. Precisamente, a reação do NO com superóxido forma peroxinitrato que causa oxidação citotóxica (Beckman *et al.*, 1990), contribuindo para a lesão tecidular na isquémia-reperfusão cerebral (Lipton *et al.*, 1993). As evidências sugerem que a produção de NO é aumentada em todas as fases da isquémia cerebral. No início da isquémia, a sobreprodução microvascular e parenquimatosa de NO é impulsionada pela regulação positiva da e-NOS e da n-NOS. Em momentos posteriores, a i-NOS é responsável pela síntese de NO. Assim, o NO de origem vascular protege contra a lesão cerebral, enquanto o NO de origem neuronal leva à neurotoxicidade. Na presença de níveis elevados de GLU após isquémia-reperfusão, as células que contêm NOS actuariam como macrófagos activados, libertando continuamente grandes quantidades de NO que matam as células vizinhas. Enquanto os neurónios são extremamente sensíveis ao NO, outras células são muito menos sensíveis (Krdncke *et al.*, 1997). Consequentemente, os inibidores da n-NOS, tais como os derivados do indazol, melhoram os danos ao prejudicar a síntese de NO induzida pelo GLU sem interferir com os efeitos vasculares benéficos do NO endotelial. Em períodos mais tardios (>6 horas), os inibidores da i-NOS, como a aminoguanidina, melhoram a lesão tecidular por isquémia-reperfusão (ladecola, 1997). Assim, comparando a utilidade de diferentes inibidores da NOS, foi descrito que o nitro-L-Arg e o L-NAME agravam *as lesões cerebrais isquémicas focais* devido ao bloqueio específico da e-NOS, enquanto os inibidores relativamente selectivos da n-NOS, 7-NI (Dalkara *et al.*, 1994), ARL17477 ou S-metil-isotiureido-L-norvalina, bem como o inibidor mais específico da i-NOS, a aminoguanidina, reduzem o tamanho do enfarte (ladecola, 1997).

Evidentemente, a manipulação do sistema NO pode ser utilizada para conceber *novas estratégias* de *tratamento do AVC.* Os resultados sugerem que o efeito do NO na lesão cerebral isquémica depende da fase de evolução do processo isquémico e do tipo de célula que produz o NO. Nos doentes que procuram assistência médica nas primeiras horas após o início da isquémia, os dadores de NO podem ser úteis, particularmente quando as abordagens de intervenção para restaurar o fluxo sanguíneo não são viáveis. Relativamente à hipotensão que provocam, a administração mais segura e eficaz destes agentes seria numa unidade de cuidados intensivos. Mais tarde, os inibidores da n-NOS seriam benéficos, talvez em conjunto com antagonistas dos receptores GLU para aumentar a neuroprotecção. Em fases mais avançadas após o início da isquémia (> 12 horas), poderiam ser administrados inibidores da i-NOS para bloquear o efeito deletério do NO produzido pela i-NOS. Geralmente, a maioria dos doentes com AVC isquémico chega ao serviço de urgência muitas horas após o início dos sintomas e, por conseguinte, os inibidores da i-NOS seriam particularmente úteis. Embora o lubeluzol, um composto com algumas propriedades inibidoras da NOS, esteja atualmente a ser testado clinicamente em doentes com AVC, ainda não estão disponíveis inibidores selectivos da n-NOS e da i-NOS para uso humano (ladecola, 1997). Além disso, algumas condições básicas têm de ser cumpridas antes de os inibidores da NOS poderem ser utilizados na medicina clínica. Devido ao papel duplo e dependente do estádio do NO na lesão isquémica, a avaliação do momento do início da isquémia e do estádio de evolução da lesão isquémica é necessária para um tratamento bem sucedido com inibidores da NOS. A ressonância magnética pode ser útil nessa avaliação. É necessária mais investigação, como a realização de ensaios clínicos, para definir a segurança e o potencial terapêutico dos inibidores selectivos da NOS (Meldrum, 1995; Ladecola, 1997).

3.3.2 Enxaqueca e hemorragia subaracnoideia

As perturbações do endotélio ou do NO de origem neural têm sido implicadas na patogénese da enxaqueca (Appenzelier, 1991) e no vasoespasmo após hemorragia subaracnoideia (Edwards *et al.*, 1992). Enquanto nos vasos sanguíneos periféricos o NO é produzido pela e-NOS, na vasculatura cerebral o NO adicional é sintetizado pela n-NOS nos neurónios NANC, altamente concentrados nas camadas adventícias. Estes plexos nervosos também incluem neurónios 5-HT que contraem as artérias através dos receptores 5-HT$_{1D}$, responsáveis por fármacos anti-enxaqueca clinicamente eficazes, como o sumatriptano (Saxena, 1995). Por conseguinte, a vasodilatação selectiva desses vasos cerebrais pelo NO pode desempenhar um papel na fisiopatologia da *enxaqueca* (Snyder e Bredt, 1991). O NO pode desempenhar um papel fundamental na enxaqueca e noutras cefaleias vasculares, uma vez que tanto o trinitrato de glicerilo, como dador de NO, como a histamina, que aumenta o NO derivado do endotélio, provocam uma cefaleia pulsátil dependente da dose, como a enxaqueca. Com doses relativamente elevadas de trinitrato de glicerilo, as pessoas que sofrem de enxaqueca desenvolvem uma cefaleia mais forte e mais semelhante à enxaqueca, acompanhada de uma dilatação das artérias cerebrais mais pronunciada do que os controlos. Após a infusão de gliceril-trinitrato, as pessoas que não sofrem de enxaqueca permanecem sem dor de cabeça, enquanto as pessoas que sofrem de enxaqueca desenvolvem um ataque semelhante à enxaqueca. Por conseguinte, foi sugerido que a enxaqueca pode ser causada por quantidades e/ou afinidade aumentadas de uma enzima na cascata de reacções desencadeadas pelo NO. O NO também pode estar envolvido na patogénese de outras cefaleias vasculares, por exemplo, as cefaleias em salvas e as cefaleias vasculares sintomáticas (Olesen *et al.*, 1994). Resultados recentes sugerem que as medições combinadas dos níveis sistémicos de NO e endotelina-1, juntamente com os dados de velocidade do Doppler transcraniano, forneceriam informações úteis sobre as alterações hemodinâmicas da regulação do fluxo sanguíneo cerebral em doentes com enxaqueca, acrescentando assim novos conhecimentos sobre o mecanismo da crise de enxaqueca (Nattero *et al.*, 1996). Além disso, embora a diminuição do NO ou a interferência com a sua ação esteja envolvida no vasoespasmo após *hemorragia subaracnóidea* (Watkins, 1995), foi proposto que a facilitação da libertação (Tanazawa *et al*, 1996) e reforçar o efeito do NO através da utilização de fármacos que aumentam o Ca intracelular[2] ' (ácido ciclopiazónico) e de eliminadores de radicais livres (superóxido dismutase) pode prevenir terapeuticamente o efeito do vasoespasmo cerebral na hemorragia subaracnoideia (Hans, 1996).

3.3.3 Convulsões

Para além das funções de correspondência entre a atividade neuronal e o fluxo sanguíneo nutritivo e de proteção dos neurónios contra a degeneração, o NO pode estar envolvido na *neurotoxicidade* subjacente à *isquémia e às convulsões* (Varner e Beckman, 1995). Em primeiro lugar, a NOS pode ser inibida pelo seu produto de reação NO (Rogers e Ignarro, 1992; Assreuy *et al.*, 1993; Buga *et al.*, 1993). Alternativamente, pode representar um processo descontrolado com consequências desastrosas para a integridade do SNC (Schoedon *et al.*, 1993). Em segundo lugar, os resultados implicam que o NO pode proteger os neurónios contra a sobre-estimulação pelo GLU devido ao bloqueio retroativo dos receptores NMDA, enquanto os efeitos neurotóxicos podem ser mediados pelo peroxinitrato e não pelo próprio NO (Lipton *et al.*, 1993). Foi referido que o GLU, um neurotransmissor excitatório que inicia a síntese de NO no SNC, é responsável pela transmissão sináptica em mais locais do cérebro do que qualquer outro neurotransmissor (Snyder e Bredt, 1992). No entanto, a citotoxicidade em modelos experimentais de acidente vascular cerebral/convulsão postula uma libertação de GLU que provoca uma sobre-estimulação dos receptores NMDA, levando a uma libertação prolongada de NO. É provável que a ativação excessiva dos receptores NMDA, com o consequente aumento do Ca intraneuronal[2+] , contribua para a neurotoxicidade do GLU através do aumento da produção de NO (Dawson *et al.*, 1991; Moncada *et al.*, 1991). Foi sugerido que o NO contribui para a *epileptogénese* em resposta a uma excitação excessiva mediada pelo GLU (Proctor *et al.*, 1996). Sugeriu-se que o GMPc desempenha um papel nas *convulsões,* uma vez que os níveis deste nucleótido aumentam em várias regiões cerebrais antes do início das convulsões induzidas por medicamentos (Ferrendelli *et al.*, 1980). A infusão de análogos do GMPc em enxertos de hipocampo desencadeia uma atividade epileptiforme prolongada nos neurónios piramidais (Freedman *et al.*, 1979). Por conseguinte, o NO participa nos mecanismos funcionais e disfuncionais da neurotransmissão excitatória (excitotoxicidade neuronal e epilepsia) através do GMPc (Dawson *et al.*, 1991). Por conseguinte, é importante notar que os antagonistas dos receptores EAA ou os inibidores da libertação de GLU ou os inibidores da NOS têm acções antiepilépticas e também protegem contra os danos isquémicos que se pensa serem mediados por uma libertação excessiva de GLU (Snyder e Bredt, 1992; Meldnun, 1995). Resultados recentes indicam que os inibidores selectivos da n-NOS podem ter benefícios terapêuticos nos acidentes vasculares cerebrais e nas lesões neurológicas associadas à libertação excessiva de GLU (Snyder e Bredt, 1992).

A compreensão do papel do NO nas *convulsões* ainda está a dar os primeiros passos. No entanto, essa melhor compreensão poderá contribuir para inovações no tratamento das perturbações convulsivas. Com base nos resultados actuais, o mecanismo preciso do NO na expressão das crises é ainda pouco claro e controverso (De Sarro *et al.*, 1991; Rundfelt *et al.*, 1995; Van Leeuwen *et al.*, 1995; Kirkby *et al.*, 1996). Além disso, foi levantada a hipótese de os fenómenos de kindling e os mecanismos desregulados da homeostase celular do ião Ca^{2+} estarem envolvidos na fisiopatologia das *convulsões e das perturbações bipolares* (Dubovski *et al*, 1992). É provável que a ativação excessiva dos receptores NMDA, com o consequente aumento do Ca^2 \ intraneuronal, contribua para a neurotoxicidade do GLU através de uma maior produção de NO, desempenhando um papel na neuroexcitação durante as convulsões ou as perturbações bipolares (Moncada *et al.*, 1991; Karatinos *et al.*, 1995). De acordo com isto, os resultados mostram que a carabamazepina, um potente medicamento antiepilético, inibe o influxo de iões Ca^{2+} e tem efeitos terapêuticos benéficos em doentes com epilepsia resistente ou perturbações maníaco-depressivas (Narasapur, 1983).

3.3.4 Esquizofrenia

Foi sugerido o desenvolvimento de intervenções para a esquizofrenia com base na via do NO (Karson *et al.*, 1994). Um estudo da distribuição de neurónios corados com NADPH-d em cérebros post-mortem de cinco doentes esquizofrénicos crónicos, em comparação com cérebros de cinco controlos da mesma idade e do mesmo sexo, mostrou uma diminuição destes neurónios corados nas camadas superficiais, mas um aumento nas camadas profundas da substância branca do córtex pré-pirifonial dorsolateral (Akbarian *et al.*, 1993a). Outros dados demonstraram um menor número de neurónios corados com NADPH-d na formação liippocampal, mas um maior número na substância branca parahipocampal e do lobo lateral no cérebro de sete doentes escliizoplirénicos crónicos (Akbarian *et al.*, 1993 b). Em relação a estudos anteriores (Prast e Philippu, 1992; Zhu e Luo, 1992) e a estes resultados (Lorrain e Hull, 1993), foi sugerido que o NO desempenha um papel na libertação de DA em determinadas áreas cerebrais. Assim, como o excesso de atividade dopaminérgica nas estruturas inesolímbicas tem sido implicado na fisiopatologia da psicose, a via do NO apoia a possível ligação entre as anomalias da regulação dopaminérgica central e a patogénese da psicose (Karatinos *et al.*, 1995).

3.3.5 Dependência de opiáceos e retirada de opiáceos

O NO está também implicado na função dos opiáceos no cérebro, tanto nas suas propriedades aditivas como analgésicas. Consequentemente, as manipulações da via do NO podem conduzir a novos tratamentos da dependência de opiáceos e da abstinência de opiáceos (Karatinos *et al.*, 1995). Outros dados apoiam o papel neuroexcitatório do NO, mostrando que o dinitrato de isossorbida, dador de NO, agrava a síndrome de abstinência de opiáceos (Adams *et al.*, 1993), enquanto os inibidores da NOS atenuam a síndrome de abstinência induzida pela naloxona (Adams *et al.*, 1993; Cappeudijk *et al.*, 1993, 1995; Dzoljic *et al.*, 1994). Assim, os resultados implicam a ideia de que os inibidores da NOS podem ser potencialmente úteis no tratamento da síndrome de abstinência de opiáceos (Bhargava e Sanjay, 1996).

3.3.6 Dor

A transmissão central de estímulos nocivos evocados por estímulos térmicos, químicos e mecânicos é bloqueada pelo L-NAME (Radhakrishnan e Henry, 1993), o que implica que o NO é um mediador geral no processamento central da dor (Holthusen e Ding, 1997). Por conseguinte, foi sugerido que os inibidores da NOS poderiam ser *analgésicos* potencialmente *novos* (Hao e Xu, 1996).

3.3.7 Tumores do SNC

Foi demonstrada a mutagenicidade do NO para as células humanas (Nguyen *et al.*, 1992), acompanhada da constatação de níveis elevados de c-NOSs (n-NOS e e-NOS; Cobbs *et al.*, 1995). Assim, *os inibidores selectivos da NOS* poderiam ser úteis no bloqueio de processos fisiopatológicos importantes para estes tumores (Cobbs *et al.*, 1995).

3.3.8 Esclerose múltipla

Foi demonstrado o envolvimento da i-NOS e do NO na EM (Koprowski *et al.*, 1993; Johnson *et al.*, 1995). A indução da i-NOS humana ocorre nas regiões desmielinizadas dos cérebros com EM (Bo *et al.*, 1994). O NO pode ser diretamente tóxico para os oligodendrócitos produtores de mielina (Merrill *et al.*, 1993). Úteis para a prática clínica são também os dados obtidos a partir da análise do sangue periférico de doentes com EM, que apoiam um papel da i-NOS monocítica na EM (Lóp ez-Moratalla *et al.*, 1997).

Consequentemente, a produção de NO pela i-NOS está implicada na patogénese de vários tipos de doenças e lesões cerebrais, incluindo a isquémia cerebral focal (Iadecola *et al.*, 1997), as doenças desmielinizantes (Koprowski *et al.*, 1993; Iadecola *et al.*, 1995) e a sépsis (Wong *et al.*, 1996). Em alguns casos, a utilização de *inibidores selectivos da i-NOS* demonstrou diretamente que o NO derivado da i-NOS contribui para o desenvolvimento dos sintomas patológicos (Iadecola *et al.*, 1995). Para evitar uma potencial deterioração da atividade da i-NOS, estão a ser desenvolvidos esforços para desenvolver inibidores da i-NOS altamente específicos. No entanto, a utilização desses agentes tem sido limitada devido à inibição cruzada da n-NOS e da e-NOS. Como alternativa à utilização de inibidores enzimáticos para impedir a expressão da i-NOS glial, foram examinados os meios de regulação da transcrição do gene da i-NOS (Murphy *el al.*, 1993; Nathan, 1992).

3.3.9 Outras doenças neitropsiquiátricas

A modulação do sistema NO pode ser útil em várias condições neuropsiquiátricas, como a *depressão, o stress* (Illowsky e Kirch, 1988; Patel, 1994), *a anorexia* e *a bulimia neurosa* (Squadrito *et al.*, 1993, 1994), *as perturbações sexuais* (Kirkeby *et al.*, 1993; McCann *et al.*, 1994) e *as perturbações do sono* (Karatinos *et al.*, 1995; Williams *et al.*, 1997).

De acordo com o acoplamento dos níveis locais de atividade neuronal no cérebro ao fluxo sanguíneo local e a sua importante influência na transmissão sináptica (Snyder, 1992; Snyder e Bredt, 1992; Zorumski *et al.*, 1993), o NO tem sido implicado em várias outras condições clínicas. O défice de memória pode ser observado numa variedade de doenças neuropsiquiátricas, incluindo diferentes tipos de *demência e perturbações amnésicas*. O papel que o NO pode ter nas funções de memória fornece uma possível via fisiológica para a intervenção farmacológica. Embora existam provas de que o NO pode ter funções de melhoria da memória, o seu papel exato na memória ainda não está totalmente esclarecido. No entanto, dados recentes implicam que o sistema NO está envolvido na *doença de Alzheimer,* uma perturbação cognitiva com uma perturbação proeminente da memória. A coloração de NADPH-d no neuropil do hipocampo está diminuída em doentes com doença de Alzheimer (Rebeck *et al.*, 1993). Uma vez que o NO é o mensageiro retrógrado responsável pelo aumento da eficiência sináptica dos neurónios glutaminérgicos pré-sinápticos na indução da LTP (Snyder e Bredt, 1992), estes últimos dados poderiam explicar a capacidade reduzida dos doentes com doença de Alzheimer para aprenderem novas informações. Se os medicamentos concebidos para modular o sistema NO, como os doadores de NO, melhorariam o desempenho da memória em humanos, seria um tópico interessante para um estudo mais aprofundado. Os investigadores demonstraram um envolvimento do NO na indução da LTP e não na sua manutenção (Schuman e Medison, 1994). Por conseguinte, as manipulações da via do NO devem ter como principal objetivo melhorar o desempenho da memória, influenciando a sua aquisição (Karatinos *et al.*, 1995). As provas do envolvimento do sistema NO na neuropatologia humana estão a aumentar constantemente. Os neurónios estriatais corados com NADPH-d são poupados na *coreia de Huntington* (Ferrante *et al.*, 1985; Kowall *et al.*, 1987; Morton *et al.*, 1993), embora ocorra uma diminuição dramática (~ 95%) dos neurónios estriatais que expressam NADPH-d nesta doença (Morton *et al.*, 1993). Foi proposto que a produção excessiva de NO poderia contribuir para a morte celular no sistema nervoso, enquanto a inibição da NOS pelo NO (Griscavage *et al.*, 1994) poderia ser protetora contra essa *neurotoxicidade.* Dado que o estímulo primário para a síntese de NO no SNC é a ativação do recetor glutaminérgico NMDA (Garthwaite, 1991), foi demonstrado o envolvimento da sobreactividade dos receptores NMDA em numerosas doenças neurodegenerativas, No entanto, os neurónios que contêm NOS podem possuir um sistema de segurança contra a toxicidade mediada pelo NO que lhes permite sobreviver num ambiente rico em NO (Dawson *et al.*, 1991; Snyder e Bredt, 1992). O bloqueio dos receptores NMDA induzido pelo NO através de uma retroalimentação negativa poderia ser um mecanismo de proteção contra um excesso de estimulação dos receptores NMDA (Manzoni *et al.*, 1992). Assim, os neurónios NADPH-d positivos sobrevivem em maior número do que os neurónios NADPH-d negativos vizinhos, não só na coreia de Huntington (Morton *et al.*, 1993) mas também na demência de Alzheimer (Hyman *et al.*, 1992), na isquémia (Uemura *et al,* 1990), em algumas formas de excitotoxicidade (Koh *et al.*, 1988) e na esclerose lateral amiotrófica (ELA), em que os neurónios motores somáticos degeneram mas os neurónios motores autonómicos são relativamente poupados (Wetts e Vauglm, 1994). Tanto os inibidores da NOS como da superóxido dismutase foram neuroprotectores, apontando para a importância do anião superóxido nos danos neuronais subsequentes. Por conseguinte, o aumento da quantidade de superóxido dismutase disponível para a eliminação do superóxido e a redução da quantidade de NO através da administração de inibidores da NOS poderiam reduzir a neurotoxicidade causada pelo superóxido e pelo NO, devido à *sobre-estimulação NMDA* (Dawson *et al.*, 1996).

Evidências recentes sugerem que *os mecanismos neurotóxicos* podem desempenhar um papel na etiologia da *doença de Parkinson.* Do mesmo modo, os inibidores selectivos da n-NOS exercem proteção, o que implica a sua utilização em novas estratégias terapêuticas para a doença de Parkinson (Connop *et al.*, 1994, 1996; Schulz *et al.*, 1995). Por exemplo, num modelo animal da doença de Parkinson, os inibidores da NOS protegem contra a depleção de DA estriatal induzida pela 1-metil-4-fenil-1,2,3,6-tetrahidropiridina (MPTP) (Santiago *et al.*, 1994; Prezedborski *et al.*, 1996). Confirmando o papel do NO na neurotoxicidade induzida pela MPTP, os ratinhos transgénicos n-NOS nulos são resistentes à depleção de dopamina estriatal induzida pela MPTP (Prezedborski *et al.*, 1996). Além disso, num modelo animal da doença de Huntington, os inibidores da NOS protegem contra as lesões induzidas pelo ácido 3-nitropropiónico ou pelo malonato (Schultz *et al.*, 1995).

Foi referido o papel do NO nas lesões cerebrais na *demência provocada pela* SIDA (Snyder, 1993). A demência da SIDA pode ter origem nos efeitos neurotóxicos da proteína do revestimento do vírus VIH, que mata os neurónios quando actua em conjunto com o GLU nos receptores NMDA. Os inibidores da NOS bloqueiam esta forma de *neurotoxicidade* e, por conseguinte, podem ter um papel na terapia da demência da SIDA (Dawson *et al.*, 1993).

Estudos mais recentes descobriram que, em biópsias humanas normais, a n-NOS e a distrofina estão colocalizadas sob o sarcolema das fibras musculares (Kobzbik *et al.*, 1994). Os resultados demonstraram que o NO promove o relaxamento através da via do GMPc, enquanto os inibidores da NOS aumentam a função contrátil do músculo esquelético (Kobzbik *et al.*, 1994). Em biópsias de doentes com *distrofia muscular de Duchenne,* a perturbação da distrofina é acompanhada de uma redução drástica dos níveis de n-NOS, o que comprova a importância tanto do NO como da distrofina para a sinalização no músculo estriado. O enriquecimento seletivo da n-NOS nas fibras musculares de contração rápida (Kobzbik *et al.*, 1994) poderia ajudar a explicar a degeneração preferencial deste tipo de fibras observada na distrofia muscular de Duchenne (Webster *et al.*, 1988). A deslocação da n-NOS do sarcolema para o citosol do miócito no músculo distrófico pode também ter implicações na patogénese do NO na distrofia muscular. Relativamente ao papel já descrito do NO endógeno na citotoxicidade (Nathan e Xue, 1994; Lipton e Rosenberg, 1994; Huang *et al.*, 1994), sugere-se que a atividade inadequada da n-NOS citosólica no músculo distrófico é tóxica para os miócitos. Os radicais livres intermediários do oxigénio, que ocorrem em níveis elevados no músculo esquelético (Reid *et al.*, 1992a,b), são conhecidos por contribuírem para os danos citotóxicos em várias doenças musculares, incluindo a distrofia muscular de Duchenne (Davison *et al.*, 1988). A n-NOS anormal no músculo distrófico pode aumentar a interação tóxica do NO e do superóxido e contribuir para a necrose das miofibras. Durante os estados de grande hiperatividade do músculo, os radicais livres de hidroxilo formados a partir do NO e do superóxido podem provocar lesões musculares. Nestas circunstâncias, os inibidores da NOS podem apresentar um benefício terapêutico (Snyder, 1994). A perda selectiva da n-NOS sarcolemal em doentes com *distrofia muscular de* Duchene (Bremnan *et al.*, 1995) e *Becker* implica novas possibilidades de conceção de uma terapia com genes da distrofina (Chao *et al.*, 1996). Além disso, foi demonstrado que a relação entre a distrofina e a n-NOS sarcolemal na *distrofia muscular de Duchenne* é análoga à relação entre a proteína associada a huntington e a n-NOS cerebral na *doença de Huntingtpn* (Li *et al.*, 1996).

É possível que o NO possa ser uma faca de dois gumes (Schmidt e Walter, 1994). Por um lado, no modo baixo e constitutivo, tem efeitos benéficos, mediando e protegendo a atividade neuronal. Por outro lado, no modo alto e desregulado, é uma molécula indiscriminadamente prejudicial (Anggftrd, 1994). A possibilidade de o NO poder existir em estados de oxidação-redução distintos, com acções biológicas diferentes, permite elucidar melhor os mecanismos dos efeitos neuroprotectores e neurotóxicos do NO (Lipton *et al.,* 1993). A designação "óxido nítrico" deve ser utilizada para a forma reduzida, negativamente carregada, da molécula, enquanto a forma oxidada, positivamente carregada, é o ião nitrosónio. Assim, o NO oxidado, sob a forma de ião nitrosónio, reage com o recetor NMDA para bloquear a neurotransmissão. Precisamente, uma forma oxidada, carregada positivamente, pode ligar-se ao complexo recetor NMDA (Lipton *et al.,* 1993, 1994), resultando em alterações na sensibilidade do complexo recetor NMDA às acções do GLU. Assim, o NO exerce um feed-back negativo ao recetor NMDA, reduzindo o Ca intracelular^{2+} com uma diminuição consecutiva da atividade da NOS. Pelo contrário, as acções neurotóxicas do NO são atribuídas à forma reduzida e negativamente carregada da molécula. Esta forma reduzida de NO reage com o anião superóxido para formar peroxinitrato, o agente neurotóxico final. A toxicidade induzida pela forma reduzida do NO é um processo complexo que envolve múltiplas vias que conduzem geralmente à morte celular (Burney *et al.,* 1997). Em culturas corticais cerebrais, as condições que favorecem a forma reduzida da molécula dão origem a neurotoxicidade, enquanto as acções neuroprotectoras ocorrem na presença de iões nitrosónio com carga positiva. Os iões nitrosónio bloqueiam igualmente a corrente mediada pelos receptores NMDA (Lipton *et al.,* 19943). Estas evidências implicam métodos terapêuticos específicos. Por conseguinte, uma maior elucidação dos efeitos neuroprotectores e neurotóxicos do NO poderá proporcionar novas oportunidades de tratamento (AnggArd, 1994). Uma vez que os inibidores da NOS demonstraram uma proteção de até 70% contra a lesão neural *do AVC*, a indústria farmacêutica deve fazer um esforço para desenvolver inibidores da NOS como fármacos anti- AVC. O agente terapêutico ideal deve ser um que impeça a formação da forma reduzida do NO e que, ao mesmo tempo, melhore a formação da forma oxidada da molécula. Úteis seriam os fármacos que pudessem ser convertidos em óxido nítrico, mas apenas no ião nitrosónio oxidado. Uma consideração semelhante aplicar-se-ia a medicamentos destinados à *demência da SIDA* e a *doenças neurodegenerativas,* incluindo *as doenças de Hungtinton e de Parkinson,* que também podem envolver uma sobre-estimulação dos receptores NMDA (Snyder, 1992; Snyder e Bredt, 1992). Por conseguinte, sugere-se que as modulações da via do NO podem tornar-se úteis e importantes para novas estratégias terapêuticas para várias doenças na medicina clínica, especialmente na neuropsiquiatria,

3.4 Referências

Adams GE, Stratford IJ. Bioreductive drugs for cancer therapy: the search for tumour specificity". *IntJRadiat Oncol Biol Phys* 29:231-238, 1994,

Akbarian S, Bunney WE, Potkin SG. A distribuição alterada da célula nicotinamida-adenina dinucleótido fosfato-diaforase no lobo frontal de esquizofrénicos implica perturbações do desenvolvimento cortical. *Arch Gen Psychiatry* 50:169-177, 1993a.

Akbarian S, Vinuela A, Kim JJ, Potkin SG, Bunney WE, Jones EG. Distorted distribution of nicotinamide-adenine dinucleotide phosphate-diaphorase neurons in temporal lobe of schizophrenics implies anomalous cortical development. *Arch Gen Psychiatry* 50:178-186, 1993b.

Angg^rdE. Nitric oxide: mediator, murderer and medicine. *Lancet* 343:1199-1206,1994.

Appenzeller O. Pathogenesis of migraine (Patogénese da enxaqueca). *Med Ciin N Ain* 75:763-789, 1991.

Assreuy J, Cunha FQ, Liewm FY, Moncada S. Feed back inhibition of nitric oxide synthase activity by nitric oxide. *Br J Pharmacol* 108:833-837,1993.

Babbedge RC, Bland-Ward PA, Hart SL, Moore PK. Inibição da óxido nítrico sintase cerebelar do rato pelo 7-nitro indazol e indazóis substituídos relacionados. *Br J Pharmacol* 110:225-228,1993.

Bassenge E, Clinical relevance of endothelium-derived relaxing fator (EDRF). *Br J Clin Pharmacol* 34:37S-42S, 1992.

Benzing A, Brautigam P, Geiger K, Loop T, Beyer U, Moser E. Inhaled nitric oxide reduces pulmonary trailsvascular albumin flux in patients with acute lung injury. *Anesthesiology* 83:1153-1161, 1995.

Baylis C, Vallance P. Nitric oxide and blood pressure: effects of nitric oxide deficiency. *Curr Opin Nephrol Hyperlens* 5:80-88,1996.

Blomqvist H, Wickerts CJ, Andreen M, Ulberg U, Ortqvist, Frostell C. Melhoria da resolução da pneumonia por inalação de óxido nítrico? *Ata Anaesthesiol Scandl TA* 10-114,1993.

Bo L, Dawson TM, Wesselingh S, Mork S, Choi S, Kong PA, Pardo C, Hanley D, Trapp BD. Induction of nitric oxide synthase in demyelinating regions of multiple sclerosis brains, *Ann Neurol* 36:778-786,1994.

Bod is S, Haregewoin A. Significantly reduced salivary nitric oxide levels in smokers. *Ann Oncol* 5:371-372, 1994.

Bogle RG, Vallance P. Functional effects of econazole on inducible nitric oxide synthase: production ofa calmodulin-dependent enzyme. *Br J Pharmacol* 117:1053-1058, 1996.

Boughton-Smith N, Evans SM, Hawkey CJ, Cole AT, Balsitis M, Whittle BJ, Moncada S. Nitric oxide synthase activity in ulcerative colitis and Crohn's disease. *Lancet* 342:338-340, 1993.

Bredt DS. Targeting nitric oxide to its targets. *Proc Soc Exp Biol Med211*:41-418,1996.

Brenman JE, Chao DS, Xia H, Aidape K, Bredt DS. Óxido nítrico sintase complexado com distrofina e ausente do sarcolema do músculo esquelético na distrofia muscular de Duchene. *Cell* 82:743-752,1995.

Bucala R, Tracey KJ, Cerami A. Advanced glycosylation products quench nitric oxide and mediate defective endothelium-dependent vasodilatation in experimental diabetes. *J Clin Invest* 87:432-438, 1991.

Buga GM, Griscavage JM, Rogers NE, Ignarro Lj. Negative feedback regulation of endothelial cell function by nitric oxide. *CircRes* 73:808-812,1993.

Burnett AL, Lowenstein CJ, Bredt DS, Chang DS, Snyder SH. Nitric oxide: a physiologic mediator of penile erection. *Science* 257:401-403,1992.

Burnett AL, Tillman SL, Chang TS, Epstein JI, Lowenstein CJ, Bredt DS, Snyder SH, Walsh PC. Immunohistochemical localization of nitric oxide synthase in the autonomic innervation of the human penis. *J Urol* 150:73-76,1993.

Burney S, Tamir S, Gal A, Tannenbaum RS. A mechanistic analysis of nitric oxide-induced cellular toxicity. *Nitric Oxide* 1:130-144,1997.

Calignano A, Moncada S, di Rosa M. Endogenous nitric oxide modulates morphine-induced constipation. *Biochem Biophys Res Commun* 181:889-893,1992.

Calver A, Collier J, Vallance P. Dilator actions of arginine in human peripheral vasculature. *Clin Sci* 81:695-700, 1991.

Calver A, Collier J, Moncada S, Vallance P. Effect of local intraarterial N-monoinethyl-L-arginine in patients with hypertension: the nitric oxide dilator mechanism appears anormal. *JHypertens* 10:1025-1031,1992a.

Calver A, Collier J, Vallance P, Inhibition and stimulation of nitric oxide synthesis in the human forearm arterial bed of patients with insulin-dependent diabetes. *J Clin Invest* 90:2548-2554, 1992b.

Calver H, Collier J, Vallance P. Nitric oxide and cardiovascular control. *Exp Physiol* 78:303-326, 1993.

Calver A, Collier J, Vallance P. Resposta do fluxo sanguíneo do antebraço a um inibidor da óxido nítrico sintase em doentes com hipertensão essencial tratada. *Cardiovasc Res* 28:1720-1725,1994a.

Calver A, Harris A, Maxwell JD, Vallance P. Effect of local inhibition of nitric oxide synthesis on forearm blood flow and dorsal hand vein size in patients with alchocolic cirrhosis. *Clin Sci* 86:203-208,1994b.

Charles IG, Palmer RMJ, Hickery MS, Bayliss MT, Chubb AP, Hall VS, Moss DW, Moncada S, Clonagem, caraterização e expressão de um cDNA que codifica uma óxido nítrico sintase induzível de condrócitos humanos. *Proc Natl Acad Sci USA* 90:11419-11423, 1993.

Chao DS, Gorospe JR, Bremnan JE, Rafael JA, Peters MF, Froehner SC, Hoffman EP, Chatnbeirlain JS, Bredt DS. Selective loss of sarcoleminal nitric oxide synthase in Becker muscular dystrophy. *J Exp Med* 184:609618,1996.

ChoiDW. Glutamate neurotoxicity and diseases of the nervous system (Neurotoxicidade do glutamato e doenças do sistema nervoso). *Neurónio* 1:623-634,1988.

Chu CC. As invenções de um cientista de Cornell ajudam a medicina e as indústrias de cuidados de saúde. *Revista Science Daily Ithaca,* NY, 24/12/1995.

Cobbs CS, Brenman JE, Aid ape KD, Bredt DS, Israel MA. Expressão da óxido nítrico sintase em tumores do sistema nervoso central humano. *Cancer Res* 1995.

Connop BP, Rolfe NG, Boegtnan RJ, Jhamandas K, Beninger RJ. Potenciação da toxicidade mediada por

NMDA nos neurónios nigrostriatais por uma dose baixa de 7-nitro indazol. *Neuropharmacol* 33:1439-1445,1994.

Connop BP, Boegman RJ, Beninger RJ, Jhamandas K. Atenuação da degeneração da via nigrostriatal induzida pelo malonato por inibidores da óxido nítrico sintase. *Neuropharmacol* 35:459-465,1996.

Connor JR, Manning PT, Settle SL, Moore WM, Jerome GM, Webber RK, Tjoeng FS, Currie MG. Supression of adjuvant-induced arthritis by selective inhibition of inducible nitric oxide synthase. *Eur J Pharmacol* 273:15-24, 1995.

Creager MA, Gallagher SJ, Girerd XJ. A L-arginina melhora a vasodilatação dependente do endotélio em humanos hipercolesterolémicos. *J Clin Invest* 90:1248-1253,1992.

Davison A, Tibbits G, Shi ZG, Moon J. Active oxygen in neuromuscular disorders. *Mol Cell Biochem* 84:199-216, 1988.

Dawson VL, Dawson TM, London ED, Bredt DS, Snyder SH. O óxido nítrico medeia a neurotoxicidade do glutamato em culturas corticais primárias. *Ptoc Natl Acad Sci USA* 88:6368-6371,1991.

Dawson TM, Dawson VL, Snyder SH. Nitric oxide as a mediator of neurotoxicity. *NIDA Res Monogr* 136:258-271,1993.

Dawson VL, Kizushi VM, Huang PL, Snyder SH, Dawson I'M. Resistance to neurotoxicity in cortical cultures from neuronal nitric oxide synthase-deficient mice. *JNeurosci* 16:2479-2468, 1996.

De Beider, Radomski MW, Why HJF, Richardson PJ, Bucknall CA, Salas E, Martin JF, Moncada S. Nitric oxide synthase activity in human myocardium. *Lancet* 341:84-85, 1993.

De Beider AJ, Radomski MW, Why HFJ, Richardson PJ, Martin JF. A atividade da óxido nítrico sintase independente do cálcio no miocárdio está presente na cardiomiopatia dilatada, miocardite e cardiomiopatia pós-parto, mas não na doença cardíaca isquémica ou valvular. *Br Heart J* 74:426-430, 1995.

De Sarro GB, Di Paola ED, De Sarro A, Vidal MJ, Role of nitric oxide in the genesis of excitatory amino acid-induced seizures from the deep prepiriform cortex. *Fundam Clin Pharmacol* 5:503-511, 1991.

Dhillon JS, Kronck JB, Singh NO, Johnson CC. Um sistema portátil de eliminação de óxido nítrico concebido para utilização no transporte neonatal. *Crit Care Med* 24:1068-1071,1996.

Din-Xuan AT, Pepke-Zaba J, Butt AY, Cremona G, Higenbotam TW. Impairment of pulmonary-artery endothelium-dependent relaxation in chronic obstructive lung disease is not due to dysfunction of endothelial cell membrane receptors nor to L-arginine deficiency. *Br J Pharmacol* 109:587-591, 1993.

Downey JM. Free radicals and their involvement during long-term myocardial ischemia and reperfusion. *Atm Rev Phys* 52:487-504, 1990.

Drexler H, Zeiher AM, Meinzer K, Just H, Correção da disfunção endotelial na microcirculação coronária de pacientes hipercolesterolémicos por L-arginina. *Lancet* 338:1546-1550,1991.

Dubovski S, Murphy J, Christiano J, Lee C. The calcium second messenger system in bipolar disorders; data supporting new research diretions. *J Neuropsychiatry Clin Neurosci* 4:3-14, 1992.

Edwards DH, Byrne JV, Griffith TM. The effect of chronic subarachnoid haemorrhage on basal endothelium derived relaxing fator activity in intrathecal cerebral arteries. *J Neurosurg* 76:830-837,1992.

Farrell AJ, Blake DR, Palmer RMJ, Moncada S. O aumento da concentração de nitritos no líquido sinovial e nas amostras de soro sugere um aumento da síntese de óxido nítrico nas doenças reumáticas. *Ann Rheum Dis* 51:1219-1222,1992.

Feinstein DL, Galea E, Reis DJ. Supressão da indução de óxido nítrico sintase glial por choque térmico: efeitos na degradação proteolítica de IkB-tt[1] . *Nitric Oxide,* 1:167-176,1997.

Ferrante RJ, Kowall NW, Beal MF, Martin JB, Bird ED, Richardson EP Jr, Caraterísticas morfológicas e histoquímicas de um subconjunto de neurónios estriatais poupados na doença de Huntington. *J Neuropath Exp Neurol* 46:12-27,1985.

Ferrendelli JA, Blank AC, Gross RA. Relação entre a atividade convulsiva e os níveis de nucleótidos cíclicos no cérebro. *Brain Res* 200:93-103,1980.

Frostell CG, Fratacci MD, Wain JC, Zapol WM. Inhaled nitric oxide: selective pulmonary vasodilatator reversing hypoxic pulmonary vasoconstriction. *Circulation* 83:2038-2047,1991.

Garthwaite J, Gartwaite G, Palmer RMJ, Moncada S. NMDA recetor activation induces nitric oxide synthase from arginine in rat brain slices. *Eur J Pharmacol* 172:413-416,1989.

Garthwaite J, Glutamate, nitric oxide and cell-cell signalling in the nervous system (Glutamato, óxido nítrico e sinalização célula-célula no sistema nervoso). *Trends Neuro Sci* 14:60-67,1991.

Gerlach H, Rossaint R, Papper D. Time course and dose-rcsponse of nitric oxide inhalation for systemic oxygenation and pulmonary hypertension in patients with adult respiratory distress syndrome. *Eur J Clin Invest* 23:499-502,1993.

Gorfine SR. Tratamento da doença anal benigna com nitroglicerina tópica. *Diseases of the Colon and Rectum* 38:453-457, 1995.

Green IC, Cunninghem JM, Delaney CA, Elphik MR, Mabley JG, Green MHL. Effects of cytokines and nitric oxide donors on insulin secretion, cyclic GMP and DNA damage: relation to nitric oxide production. *Biochem Soc Transact* 22:30-37,1994.

Griscavage JM, Rogers NE, Schenian MP, Ignarro LJ. Inducible nitric oxide synthase from a rat alveolar macrophage cell line inhibited by nitric oxide. *J Immunol* 151:6329-6337, 1993.

Griscavage JM, Fukuto JM, Komori Y, Ignarro LJ. Nitric oxide inhibits neuronal nitric oxide synthase by interacting with the heme prosthetic group. Papel da tetrahidrobiopterina na modulação da ação inibitória do óxido nítrico. *J Biol Chem* 269:21644-21649,1994.

Grocott-Mason R, Lewis MJ, Shah AM. O nitroprussiato de sódio (SNP) influencia diretamente a taxa de relaxamento no coração intacto. *Br Heart* J69:S1O,1993,

Gross SS, Levi R. Tetrahydrobiopterin synthesis: an absolute requirement for cytokine-induced nitric oxide generation by vascular smooth muscle. *J Biol Chem* 267:25722-25729,1992.

Gryglewski RJ, Palmer RMJ, Moncada S. Superoxide anion is involved in the breakdown of endothelium-derived vascular relaxing fator. *Nature* 320:454-456,1986.

Gustafsson LE, Leone AM, Persson MG, Wiklund NP, Moncada S. Endogenous nitric oxide is present in the exhaled air of rabbits, guinea-pigs and humans. *Biochem Biophys Res Commun* 181:852-857, 1991.

Hans P. Perspectivas terapêuticas farmacológicas do vasoespasmo cerebral. *Aim Fr Anesth Reanim* 15:374-381, 1996.

Hao JX, Xu XJ. Tratamento de uma resposta semelhante à alodinia crónica em ratos com lesões espinais: efeitos dos inibidores da óxido nítrico sintase administrados por via sistémica. *Pain* 66:313-319,1996.

Hedlund P, Ekstrom, Larsson B, Ahn P, Anderson K-E. Heme oxigenase e NO-sintase na próstata humana - relação com os nervos adrenérgicos, colinérgicos e peptídicos. *JAutom Nerv System* 63:115-126,1997.

Hibbs JB Jr, Westenfelder C, Taintor R, Vavrin Z, Kablitz C, Baranawski RL, Me Murry MP, Kuha JP. Evidence for cytokine-induced nitric oxide synthesis from L-arginine in patients receiving interleukin-2 therapy. *J Clin Invest* 89:867-877, 1992.

Higenbottam T. Inhaled nitric oxide: a magic bullet? *Quart J Med* 86:555-558,1993.

Hishikawa K, Nakaki T, Tsuda M, Esumi H, Ohshiina H, Suzuki H, Saruta T, Kato R, Effect of systemic L-arginine administration on hemodynamics and nitric oxide release in man. *JPN Heart J* 33:41-48, 1992.

Hock FJ, Wiemer G. Envolvimento da formação de óxido nítrico na ação do ramipril e do rainipri 1-octi 1 numa tarefa de evitamento inibitório em ratos. *Drug Dev Res* 27:229-237,1992.

Hogan M, Cerami A, Bucala R. A glicosilação avançada e os seus produtos bloqueiam o efeito antiproliferativo do óxido nítrico: Role in the vascular and renal complications of diabetes mellitus. *J Clin Invest* 90:1110-1115, 1992.

Holscher C, Doyle CA, McGlinchey L, Anwyl R, Rowan MR. Um inibidor seletivo da óxido nítrico sintase neuronal prejudica a aprendizagem espacial no rato. Resumo, *Reunião da Sociedade de Neurociência,* San Diego, EUA, novembro de 1995.

Holthusen H, Ding Z. Nitric oxide is not involved in vascular nociception of noxious physical stimuli in humans. *Neurosci Lett* 227:111-114,1997.

Huang Z, Huang PL, Panahian N, Dalkara T, Fishman MC, Moskowitz MA. Effects of cerebral ischemia in mice deficient in neuronal nitric oxide synthase. *Science* 265:1883-1885, 1994.

Hudome SM, Ergenekon EN, Darrow KA, Richard RB, Snider MT, Marks KH. Controlo preciso da concentração de óxido nítrico no gás inspirado de dispositivos respiratórios de fluxo contínuo. *Pediatr Pulmotiol22'.m-W1,*1996.

Hyman BT, Marzloff K, Wenninger JJ, Dawson TM, Bredt DS, Snyder SH. Relative sparing of nitric oxide synthase-containing neurons in the hippocampal formation in Alzheimer's disease. *Ann Neurol* 32:818-820,1992.

ladecola C, Faris PL, Hartman BK, Xu X. Localization of NADPH diaphorase in neurons of the rostral ventral medulla: possible role of nitric oxide in central autonomic regulation and oxygen chemoreception. *Brain Res* 603:173-179,1993.

ladecola C, Zhang F, Xu X. Inhibition of inducible nitric oxide synthase ameliorates cerebral ischemic damage. *Am* JP/iysro/268:R286-R292, 1995.

ladecola C. Bright and dark sides of nitric oxide in ischemic brain injury. *Trends Neuro Sci* 20:132-139, 1997.

Ignarro LJ. Óxido nítrico derivado da endoteliina: acções e propriedades. *JFASEB* 3:31-36, 1989.

Ignarro LJ. Biosynthesis and metabolism if endothelium-derived nitric oxide. *Annu Rev Pharmacol Toxicol* 30:535-560,1990 a.

Ignarro LJ, Bush PA, Bugga GM, Wood KS, Fukuto JM, Rajfer J. A formação de óxido nítrico e de GMP cíclico após estimulação eléctrica do gílio provoca o relaxamento do músculo liso do corpo cavernoso. *Biochem Biphys Res Commun* 170: 843-850,1990 b.

Illowski BP, Kirch DG. Polidipsia e hiponatremia em pacientes psiquiátricos. *Am J Psychiatry* 145:675-683,1988.

Johnson AW, Land JM, Thompson EJ, Bolanos JP, Clark JB, Heals SJR. Evidence for increased nitric oxide production in multiple sclerosis (Evidência de aumento da produção de óxido nítrico na esclerose múltipla). *J Neurol Neurosurg Psychiatr* 58: 107-111,1995.

Johnston MT, Creager SJ, Scales KM, Cusco JA, Byron K, Lee BA, Creager MA. Impaired endothelium-dependent vasodilatation in patients with insulin dependent diabetes mellitus. *Circulation* 88:2510-1516,1993.

Kadota O, Ohta S, Kumon Y, Sakaki S, Matsuda S, Sakaki M. Basic fibroblast growth fator-like iminunoreactivity in the rat basilar artery with reference to co-localization with NADPH-diaphorase in the trigeminal ganglion. *Neurosci Lett* 178:201-205, 1994.

Karatinos J, Rosse RB, Deutsch SI. The nitric oxide pathway: potential implications for treatment of neuropsychiatric disorders. *Clin Neuropharm* 18: 482-499,1995.

Karson CN, Mrak R, Garcia-Rill E, Griffin WS. Óxido nítrico sintase na esquizofrenia. In: Neurofarmacologia II. *O óxido nítrico no sistema nervoso* (Resumos). Ed: Garthwaite J, Snyder S, Lipton S, Oxford, Inglaterra: Elsevier/Pergamon, Abstracts. 15, 1994.

Kharitanov SA, Yates D, Robbins RA, Logan-Sinclair, Shinebroune EA, Barnes PJ. Endogenous nitric oxide id increased in the exhaled air of asthmatic patients. *Lancet* 343:133-135, 1994.

Kiechle FL, Malinski T, Nitric oxide: biochemistry, pathophysiology and detection. *Clin Chem* 100:567-575,1993.

Kinsella JP, Neish SR, Shaffer E, Abman SH. Low-dose inhalational nitric oxide in persistent pulmonary hypertension of the newborn. *Lancet* 340:819-820, 1992.

Kim H, Kim KH. Effects of a nitric oxide donor and nitric oxide synthase inhibitors on acid secretion of isolated rabbit gastric glands. *Pharmacol* 53:331-339, 1996.

Kirkby RD, Carroll DM, Grossman AB, Subramaniam S. Factores que determinam os efeitos pró-convulsivos e anticonvulsivos dos inibidores da óxido nítrico sintase em roedores. *Epilepsy Res* 24:91-100, 1996.

Kirkeby H, Svane D, Poulsen J, Tottrup A, Forman A, Anderson K. Role of the L-arginine/nitric oxide pathway in relaxation of isolated human penile cavernous tissue and circumflex veins. *Ata Physiol Scand* 149:385-392, 1993.

Kobzik L, Bredt DS, Lowenstein CJ, Drazen J, Gaston B, Sugarbaker D, Stampler JS. Nitric oxide synthase in human and rat lung: immunocytochemical and histochemical localization. *Am J Respir cell Mol Biol* 9:371-377, 1993.

Kobzbik L, Reid MB, Bredt DS, Stamler JS. Nitric oxide in skeletal muscle (Óxido nítrico no músculo esquelético). *Nature* 372:546-548, 1994.

Koh J-Y., Choi DW. Vulnerability of cultured cortical neurons to damage by excitotoxins: differential susceptibility of neurons containing NADPH-diaphorase. *J Neurosci* 8:2153-2163, 1988.

Koprowski H, Zheng YM, Heber-Katz E, Fraser N, Rorke L, Fu ZF, Hanlon C, Dietzchold B. Expressão *in vivo* da óxido nítrico sintase induzível em doenças neurológicas induzidas experimentalmente. *Proc Natl Acad Sci USA* 90:3024-3027,1993.

Kowal NW, Ferrante RJ, Beal MF, Richardson EO Jr, Sofroniniew MV, Cuello AC, Martin JB. Neuropeptide Y, somatostatin and reduced nicotinamide adenine dinucleotide phosphate diaphorase In the human striatum: a combined immunocytochemical and enzyme histochemical study. *Neurosci* 20:817-828,1987.

Krdncke KD, Fehse! K, Kolb-Bachofen V. Nitric oxide: cytotoxicity versus cytoprotection: why, when, and where? *Nitric oxide* 1:107-120,1997.

Kumar KV, Das UN. Estarão os radicais livres envolvidos na fisiopatologia da hipertensão essencial humana? *Free Radic Res Commun* 19:59-66,1993.

Lee C, Campbell S, Jauniax E, Brown R, Ramsay B, Gibb D, Moncada S, Martin JF. Paragem do trabalho de parto pré-termo e prolongamento da gestação com trinitrato de glicerilo, um dador de óxido nítrico. *Lancet* 343:1325-1326,1994.

Li XJ, Sharp AH, Li SH, Dawson TM, Snyder SH, Ross CA. Huntingtin-associated protein (HAP1): a localização neuronal discreta no cérebro assemelha-se à da óxido nítrico sintase neuronal. *Proc Nall Acad Sci USA* 93:4839-4844,1996.

Lipton SA, Choi YB, Pan ZH, Lei SZ, Chen H-SV, Sucher NJ, Loscalzo J, S ingel DJ, Stam pier JS. A redox-based mechanism for the neuroprotective and neurodestructive effects of nitric gxide and related nitroso-compounds. *Nature* 364:626-632,1993.

Lizasoain I, Weiner CP, Knowles RG, Moncada S. The ontogeny of cerebral and cerebellar nitric oxide synthase in the guinea pig and rat. *Pediatr Res* 39:779-788,1996.

Lorrain D, Hull E. Nitric oxide increases dopamine and serotonin release in the medial preoptic area. *Neuropharm Neurotoxicol* 5:87-89,1993,

Ldpez-Mortalla N, Gonzalez A, Soledad Ayinerich M, Ldpez-Zabalza MJ, Pio R, de Castro P, Santiago E. Monocyte inducible nitric oxide synthase in multiple sclerosis: regulatory role of nitric oxide. *Nitric Oxide* 1:95-104,1997.

Ludmer PL, Selwyn AP, Shook TL, Wayne RR, Mudge GH, Alexander RW, Ganz P. Paradoxical vasoconstriction induced by acetylcholine in atherosclerotic coronary arteries. *N Engl J Med* 315:1046-1051,1986.

Mac Allister R, Vallance P. Nitric oxide in essential and renal hypertension. *J Am Sac Nephrol* 5:1057-1065,1995 a,

MacAllister RJ, Calver AL, Riezebos J, Collier J, Vallance P. Relative potency and arteriovenous selectivity of nitrovasodilators on human blood vessels: an insight into the targeting of nitric oxide delivery. *J Pharmacol Exp Ther* 273:154-160,1995 b.

MacAllister RJ, Parry H, Kimpto M, Ogawa T, Russel RJ, Hodson H, Whitley GS, Vallance P. Regulation of nitric oxide synthesis by dimethylarginine dimethylaminohydrolase. *Br J Pharmacol* 119:1533-1540,1996 a.

MacAllister RJ, Rambausek MH, Vallance P, Williams D, Hoffmann KH, Ritz E. Concentration of dimethyl-L-arginine in the plasma of patients with end-stage renal failure. *Nephrol Dial Transplant* 11:2449-2452,1996 b.

McCann S, Karanth S, Agulia MC, The role of NO in the control of hypothalamie pituitary function. In: Neurofarmacologia II. *O óxido nítrico no sistema nervoso.* (Resumos). Eds: Garthwaite J, Snyder S, Lipton S. Oxford, Inglaterra: Elsevier/Pergainon, resumo 2 das comunicações orais livres, 23 de julho de 1994.

Martin U, Bryden K, Devoy M, Howarth P. Increased levels of exhaled nitric oxide during nasal and oral breathing in subjects with seasonal rhinitis, *J Allergy Clin Immunol* 97:768-772,1996.

Marzinzig M, Nussler AK, Stadler J, Marzinzmg E, Barthlen W, Nussler NC, Beger HG, Morris SM Jr,

Bruckner UB. Improved methods to measure end products of nitric oxide in biological fluids: nitrite, nitrate and S-nitrosothiols. *Nitric Oxide* 1:177-189, 1997,

Matsumoto A, Ogura K, Hirata Y, Kakoki M, Watanabe F, Takenaka K, Shiratory Y, Momomura S, Omata M. Increased nitric oxide in the exhaled air of patients with decompensated liver cirrhosis. *Ann Intern Med* 123:110-113,1995.

Mearin F, Mourelle M, Guarner F, Salas A, Riveros-Moreno V, Moncada S, Malagelada JR. Os pacientes com acalasia carecem de óxido nítrico sintase na junção gastro-esofágica. *Eur J Clin Invest* 23:724-728, 1993.

Meldruin B, Garthwaite J. Excitatory amino acids neurotoxicity and neurodegenerative disease. *Trends Pharmacol Sci* 11:379-387,1990

Meldrum BS. Terapias citoprotectoras no AVC. *Curr Opin Neurol* 8:15-23,1995.

Merrill JE, Ignaro LJ, Shennan MP, Melinek J, Lane TE. Microglial cell cytotoxicity of oligodendrocytes is mediated through nitric oxide. *J Immunol* 151:2132-2141,1993.

Meyhoff HH, Rosenkilde P, Bodker A. Non-invasive management of impotence with transcutaneous nitroglycerin. *Br J Urol* 69:88-90,1992.

Middleton ST, Shorthouse M, Hunter JO. Aumento da síntese de óxido nítrico na colite ulcerosa. *Lancet* 341:465-466, 1993.

Minami Y, Kimura H, Aimi Y, Vincent SR. Projecções das fibras contendo óxido nítrico sintase do gânglio esfenopalatino para as artérias cerebrais no rato. *Neurosci* 60:7456-759,1994.

Misko TP, Moore WM, Kasten TP, Nickols GA, Cobett JA, Titon RG, McDaniel ML, Williamson JR, Currie MG. Inibição selectiva da óxido nítrico sintase induzível pela aminoguanidina. *Eur J Pharmacol* 233:119-125,1993.

Moncada S, Palmer RMJ, Higgs EA. Nitric oxide; physiology, pathophysiology and pharmacology. *Pharmacol Rev* 43:109-142, 1991,

MoncadaS. The L-arginine-nitric oxide pathway. *Ata Physiol Scand* 145:201-227,1992, Moncada S, Higgs A. The L-arginine-nitric oxide pathway. *N Engl J Med* 329:2002-2012,1993, Moore PK, Wallace P, Gaffen Z, Hart SL, Babbedge RC. Characterization of the novel nitric oxide synthase inhibitor 7-nitro indazole and related indazoles: antinociceptive and cardiovascular effects. *Br J Pharmacol* 110:219-224,1993.

Moore PK, Babbedge RC, Wallace P, Gaffen ZA, Hart SL. 7-nitro indazole, um inibidor da óxido nítrico sintase, exibe atividade anti-nociceptiva no rato sem aumentar a pressão sanguínea. *Br J Pharmacol* 108:296-297,1993.

Morris NH, Carroll S, Nicolades KH, Steer PJ, Warren JB. Exhaled nitric oxide concentration and amniotic fluid nitrite concentration during pregnancy (Concentração de óxido nítrico exalado e concentração de nitrito no líquido amniótico durante a gravidez). *Eur J Clin Invest* 25:138-141, 1995,

Morton AJ, Nicholson LFB, Faull RLM. Perda compartimental de NADPH diaphorase no neuropil do striatum humano na doença de Huntington. *Neurosci* 53:159-168,1993.

Murad F, Arnildt WP, Mittal CK, Braughler JM. Properties and regulations of guanylate cyclase and some proposed functions for cyclic GMP. *Adv Cyclic Nucletide Res* 11:175-204, 1979.

Narasapur S, Naylor G. Azul de metileno: um possível tratamento para a psicose maníaco-depressiva. *J Affect Disord* 5:155-161,1983.

Nathan C. Nitric oxide as a secretory product of mammalian cells. *FASEB* 76:3051-3064,1992.

Nathan C, Xie Q. Nitric oxide synthase: roles, tolls and controls. *Cell* 78:915-918,1994.

Nattero G, Menozzi G, Inconis T, Paradisi L. Óxido nítrico, endotelina-1 e Doppler transcraniano na enxaqueca. Achados em condições interictais e durante a crise de enxaqueca. *Headache* 36:307-311, 1996.

Ngyen T, Brunson D, Crespi CL, Penman BW, Wishnok JS, Tannenbaum SR. DNA damage and mutation in human cells exposed to nitric oxide *in vitro*. *Proc Natl Acad Sci USA* 89:3030-3034, 1992.

Nobunaga T, Tokugawa Y, Hashimoto K, Kimura T, Matsuzaki N, Nitta Y, Fujita T, Kidoguchi KI, Azuma C, Saji F. Plasma nitric oxide levels in pregnant patients with preeclampsia and essential hypertension. *Gynecol Obstet Invest* 41:189-193,1996.

Ochoa JB, Udekwu AO, Billiar TR. Nitrogen oxide levels in patients following trauma and during sepsis. *AnnSurg* 214:621-626,1991.

Oddis CV, Finkel MS. Cytokines and nitric oxide synthase inhibitors as mediators of adrenergic refractoriness in cardiac myocytes. *Eur J Pharmacol* 320:167-174,1997.

Olesen J, Thomsen LL, Iversen H. Nitric oxide is a key molecule in migraine and other vascular headaches. *Trends Pharmacol Sci* 15:149-153,1994.

Panza JA, Casino PR, Kilcoyne C, Quyyumi AA. Role of endothelium-derived nitric oxide in the abnormal endothelium-dependent vascular relaxation of patients with essential hypertension. *Circulation* 87:1468-1474,1993.

Patel J. Polydipsia, hyponatremia and water intoxication among psychiatric patients, *Hosp Community Psychiatry* 45:1073-1074,1994.

Pepke-Zabe J, Higenbottam TW, Dinh-Zuan AT, Stone D, Wallwork J. Inhaled nitric oxide causes selective pulmonary vasodilatation in patients with pulmonary hypertension. *Lancet* 338:1173-1174, 1991.

Persson K, Alm P, Johansson K, Larsson B, Andersson KE, Nitric oxide synthase in pig lower urinary tract: immunohistochemistry, NADPH diaphorase histochemistry and functional effects. *Br J Pharmacol* 110:521-530,1993.

Persson MG, Zetterstrom O, Agrenius V, Hire E, Gustafsson LE. Single-breath measurements of nitric oxide: increased concentration in asthmatics and reduction in smokers. *Lancet* 343:146-147,1994.

Petros A, Lamb G, Leone A, Moncada S, Bennett D, Vallance P. Efeitos de um inibidor da óxido nítrico sintase em humanos com choque sético. *Cardiovasc Res* 28:34-39,1994,

Pfeilschifter J, Eberhardt W, Hummel R, Kunz D, Muhl H, Nitsch D, Phiss C, Walker G. Therapeutic strategies for the inhibition of inducible nitric oxide synthase- potential for a novel class of anti-inflammatory agents. *Cell Biol Lnt* 20:51-58,1996.

Prast H, Phillippu A. Nitric oxide release acetylcholine in the basal forebrain. *Eur J Pharmacol* 216:139-140,1992.

Prezedborski S, Jackson-Lewis V, Yokoyama R, Shibata T, Dawson VL, Dawson TM. Role of neuronal nitric oxide synthase in 1-methyl-4-phenyl-1,2,3,6-tetrahydrophyridine (MPTP)-induced dopaminergic neurotoxicity. *Proc Nat! AcadSci USA* 93:4565-4571,1996.

Radhakrishnan V, Henry JL. L-NAME bloqueia a resposta a NMDA, substância P e estímulos cutâneos nocivos no corno dorsal do gato. *Neuro Rep* 4:323-326,1993,

Radi R, Beckman JS, Bush KM, Freeman BA. Peroxidação lipídica da membrana induzida por peroxinitrato; o potencial citotóxico do superóxido e do óxido nítrico. *J Biol Chem* 266:4244-4250, 1991.

Radomski MW, Palmer RMJ, Moncada S. Glucocorticoids inhibit the expression of an inducible, but not the constitutive, nitric oxide synthase in vascular endothelial cells. *Proc Natl Acad Sci USA* 87:10043-10047,1990.

Radomski MW, Rees DD, Dutra A, Moncada S. O S-nitrosoglutatião inibe a ativação plaquetária *in vitro* e *in vivo. Br J Pharmacol* 107:745-749,1992.

Radomski MW, Vallance P, Whitley G, Foxwell N, Moncada S. Platelet adhesion to human vascular endothelium is modulated by constitutive and cytokine induced nitric oxide. *Cardiovasc Res* 27:1380-1382, 1993.

Rebeck GW, Marzloff K, Hyman BT. O padrão de coloração da NADPH-diaforase, um marcador da atividade da óxido nítrico sintase, está alterado na zona terminal da via perfurante na doença de Alzheimer. *Neurosci Lett* 152:165-168,1993.

Reid IA, Chiu YJ. Nitric oxide and the control of renin secretion. *Fundam Clin Pharmacol* 9:309-323, 1995.

Remuzzi G, Perico N, Zoja C, Corna D, Macconi D, Vigano G, Role of endothelium-derived nitric oxide in the bleeding tendency uremia. *J Clin Invest* 86:1768-1771,1990.

Rengasamy A, Johnson RA. Regulation of nitric oxide synthase by nitric oxide, *Mol Pharmacol* 44:124-128,1993.

Robbins RA, Hamel FG, Floreani AA, Gossman GL, Nelson KJ, Balenky S, Rubinstein J. Bovine bronchial epithelial cells metabolize L-arginine to L-citrulline: Possible role of nitric oxide synthase. *Life Sci* 52:709-716,1993.

Roger N, Barbera JA, Farre R, Cobos A, Roca J, Rodriguez-Roisin R, Effect of nitric oxide inhalation on respiratory system resistance in chronic obstructive pulmonary disease. *Eur J Resp* 9:190-195,1996,

Rogers NE, Ignarro LJ. A óxido nítrico sintase constitutiva do cerebelo é inibida de forma reversível pelo óxido nítrico formado a partir da L-arginina. *Biochem Biphys Res Commun* 189:242-249,1992.

Rossaint R, Falke KS, Lopez F, Slama K, Pison U, Zapol WA. Inhaled nitric oxide for the adult respiratory distress syndrome. *NEngl J Med* 328:399-405, 1993,

Rothman SM, Olney JW. Excito toxicidade e o recetor NMDA. *Trends Neuro Sci* 10:299-302, 1987.

Rundfeld C, Koch R, Richter A, Mevissen M, Gerecke U, Loschher W. Efeitos anticonvulsivos e pró-convulsivos dependentes da dose dos inibidores da óxido nítrico sintase no limiar de convulsão num modelo de estimulação cortical em ratos. *Eur J Pharmacol* 274:73-81,1995.

Saenz de Tajeda I, Goldstein I, Azadzoi K, Krane RJ, Cohen R. Impaired neurogenic and endothelium-mediated relaxation of penile smooth muscle from diabetic men with impotence. *N Engl Med 32QA025-103Q*, 1989.

Salvemini D, Manning PT, Zweifel BS, Seibert K, Connor J, Currie MG, Needleinan P, Masferrer JL. A inibição dupla da produção de óxido nítrico e prostaglanidina contribui para as propriedades anti-inflamatórias dos inibidores da óxido nítrico sintase. *Clin Invest* 96:301-308, 1995.

Samania CM, Diaby M, Fellahi JL, Mdhafar A, Eyraud D, Arock M, Guillosson JJ, Coriat P, Rouby JJ, Inibição da agregação plaquetária por óxido nítrico inalado em doentes com síndrome de dificuldade respiratória aguda. *Anesthesiology* 83:56-65,1995.

Santiago M, Nachado A, Cano J. Effect of L-arginine/nitric oxide pathway on MPP+ induced cell injury in the striatum of rats. *Br J Pharmacol* 111:837-842, 1994.

Saxena PR. Serotonin receptors: subtypes, functional responses and therapeutic relevance. *Pharmacol Ther* 66:339-368, 1995.

Shilling J, Cakmakcki N, Battig U, Geroulanos S. A new approach in the treatment of hypotension in human septic shock by N-monomethyl-L-arginine, an inhibitor of the nitric oxide synthase. *Intensive Care Med* 19:227-231, 1993.

Schmidt HHHW, Gagne GD, Nakane M, Pollock JS, Miller MF, Murad F, Mapping of NO synthase in the rat suggests co-localization with NADPH diaphorase but not soluble guanylyl cyclase and novel paraneural functions for nitrinergic signal transduction, *J Histochem Cytochem* 49:1439-1456,1992a.

Schmidt HHHW, Warner TD, Ishii K, Sheng H, Murad F. Insulin-secretion from pancreatic B-cells caused by L-arginine-derived nitrogen oxides. Science 255:721-723, Resposta: *Science* 258:1376-13798, 1992b.

Schmidt HHHW, Walter U. NO at work. *Cell* 78:919-925,1994.

Schoedon G, Schneemann M, Blau N, Edgell C-JS, Schaffner A. Modulation of human endothelial cell tatrahydrobiopterin synthesis by activating and deactivating cytokines: new perspectives on endothelium-derived relaxing fator. *Biochem Biophys Res Commun* 196:1343-1348, 1993.

Schultz JB, Matthews RT, Muqit MMK, Browne SE, Beal MF. Inhibition of neuronal nitric oxide synthase by 7-nitroindazole protects against MPTP induced neurotoxicity in mice. *J Neurochem* 64:936-939, 1995.

Schuman EM, Madison DV. Nitric oxide and synaptic function. *A RevNeurosci* 17:153-183, 1994,

Schulz JB, Matthews RT, Jenkins BG, Ferrante RJ, Siwek D, Henshaw DR, Cipolloni PB, Mecocci P, Kowal! NW, Rosen BR, Flint Beal M. Blockade of neuronal nitric oxide synthase protects against excitotoxicity *in vivo*. *JNeurosci* 15:8419-85429,1995a.

Schulz JB, Matthews RT, Muqit MM, Browne SE, Beal MF. Inhibition of neuronal nitric oxide synthase by 7-nitroindazole protects against MPTP-induced neurotoxicity in mice. *JNettrochem* 64:936-939,1995b.

Shi Y, Li FIQ, Shen CK, Wang JH, Qin SW, Liu R, Pan J. Plasma nitric oxide levels in newborn infants with sepsis, *J Pediatr* 123:435-438,1993.

Slivka A, Chuttani R, Carr-Locke DL, Kobzbik L, Bredt DS, Locsalzo J, Statnpler JS. Inhibition of sphincter of Oddi function by the nitric oxide carrier S-nitrosos-N-acetylcysteine in rabbits and humans. *J Clin Invest* 94:1792-1798, 1994.

Snyder SH. O óxido nítrico e os neurónios. *Curr Opin Neurobio!* 2:323-327,1992.

Snyder SH. Segundos mensageiros e doenças afectivas. Foco no ciclo dos fosfoinositídeos. *Farmacopsiquiatria* 25:25-28, 1992.

Snyder SH, Bredt DS. Biologiocal roles of nitric oxide. *Scientific American* 5:28-35, 1992.

Snyder SH. Janus faces do óxido nítrico. *Nature* 364:577,1993.

Snyder SH. Mais empregos para essa molécula. *Nature* 372:504-505,1994.

Sogni P, Garnier P, Gadno A, Moreau R, Dall'Ava-Santucci J, Dinh-Xuan AT, Lebrec D. Endogenous pulmonary nitric oxide production measured from exhaled air is increased in patients with severe cirrhosis. *J Hepatol* 23:471-473,1995.

Squiadrito F, Calapai G, Cucinotta D. Anoretic activity of NG-nitro-L-arginine, an inhibitor of brain nitric oxide synthase, in obese Zucker rats. *Eur J Pharmacol* 230:125-128,1993.

Squadrito F, Calapai G, Altavilla D. A privação de alimentos aumenta a sintase de óxido nítrico no cérebro e deprime os níveis de serotonina no cérebro de ratos. *Neuropharmacol* 33:83-86,1994.

Stampler S. Haemoglobin plus nitric oxide regulates blood pressure. *Nature* 380:205-206,1996.

Tanazawa T, Suzuki Y, Anzai M, Tsugane S, Takayasu M, Shibuya M. Vasodilatação por lipopolissacarídeo intratecal das artérias cerebrais após hemorragia subaracnóidea em cães. *Ata Neurochir* 138:330-337,1996.

Toda N, Kimura T, Yoshida K, Bredt DS, Snyder SH, Yoshida Y, Okamura T. Human uterine arterial relaxation induced by nitroxidergic nerve stimulation. *Am J Physiol* 266:H1446-1450, 1994.

Ueki Y, Miyake S, Tominaga Y, Eguchi K, Aumento dos níveis de óxido nítrico em doentes com artrite reumatoide. *J Rheumatol* 23:230-236,1996.

Uemura Y, Kowall NW, Beal MF. Poupança selectiva de neurónios NADPH-diaforase-soinatostatina-neuropeptídeo Y no estriado isquémico do gerbo. *Ann Neurol* 27:620-625,1990.

Vallance P, Collier J, Moncada S. Nitric oxide synthesised from L-arginine mediates endothelium-dependent dilatation in human veins *in vivo. Cardiovasc Res* 23:1053-1057,1989.

Vallance P, Moncada S. Hyperdynamic circulation in cirrhosis: a role for nitric oxide? *Lancet* 337:776-778, 1991.

Vallance P, Leone A, Calver A, Collier J, Moncada S. Accumulation of an endogenous inhibition of nitric oxide synthesis in chronic renal failure. *Lancet* 339:572-575, 1992a.

Vallance P, Leone A, Calver A, Moncada S. Endogenous dimethylarginine as an inhibitor of nitric oxide synthesis. *Cardiovasc Pharmacol* 20 Suppl 12:S60-62,1992b.

Vallance P, Moncada S. Role of endogenous nitric oxide in septic shock. *Novos Horizontes* 1:77-87, 1993.

Vallance P, Moncada S. Nitric oxide-from mediator to medicines. *J Royal Coll Phys* London 28:209-219,1994.

Vallance OP, Patton S, Bhagat K, Mac Allister R, Radomski M, Moncada S, Malinski T. Diret measurement of nitric oxide in human beings. *Lancet,* 346:15:153-154, 1995.

Vanhoutte PM, Auch-Scwelk W, Biondi ML, Lorenz RR, Schini VB, Vidal MJ. Porque é que os inibidores das enzimas de conversão são vasodilatadores? *Br Clin Pharmacol* 28:S95-SI04, 1989.

Vanderwinden JM, Maollux P, Schiffman SN, Vanderhaeghen JJ, De LaeL Nitric oxide synthase in infantile hypertrophic pyloric stenosis. *N Engl J Med* 327:511-515,1992.

Van Leeuwen R, De Vries R, Dzoljic MR. O 7-nitro indazol, um inibidor da óxido nítrico sintase neuronal, atenua as convulsões induzidas pela pilocarpina. *Eur J Pharmacol* 287:211-213,1995.

Varner PD, Beckman JS. Nitric oxide toxicity in neuronal injury and degeneration (Toxicidade do óxido nítrico na lesão e degeneração neuronal). In: *Nitric oxide in the nervous system.* Ed: Vincent SR. Academic Press, Nova Iorque, ppi91-207, 1995.

Watkins LD. Nitric oxide and cerebral blood flow; an update. *Cerebrovasc Brain Metab Rev* 7:324-337, 1995.

Webster C, Silberstein L, Hays AP, Blau HM. As fibras musculares rápidas são preferencialmente afectadas na distrofia muscular de Duchene. *Cell* 52:503-513, 1988.

Weinberg JB, Granger DL, Pisetsky DS, Seldin MF, Misukonis MA, Mason SN, Pippen AM, Ruiz P, Wood ER, Gilkeson GS. The role of nitric oxide in the pathogenesis of spontaneous murine autoimmune disease; increased nitric oxide production and nitric oxide synthase expression in MRL-/pr/pl mice, and reduction of spontaneous glomerulonephritis and arthritis by orally administered N-monomethyl-L-arginine. *J Exp Med* 179:651-660,1994.

Wetts R, Vaughn JE. Choline acetyltransferase and NADPH diaphorase are co-expressed in rat spinal cord neurons. *Neurosci* 63:1117-1124,1994.

Williams JA, Vincent S, Reiner P. Nitric oxide production in rat thalamus changes with behavioral state, local depolarization, and brainstem stimulation. *JNeurosci* 17:420-427, 1997.

Winberg P, Lundell BP, Gustafsson LE. Effect of inhaled nitric oxide on raised pulmonary vascular resistance in children with congenital heart disease. *Br Heart JI* 1:282-286,1994.

Wink DA, Cook JA, Cristodoulou D, Krishna M, Pacelli R, Kim S, DeGraff W, Gamson J, Vodovotz Y, Russo A, Mitchell JB. Nitric oxide and some nitric oxide donor compounds enhance the cytotoxicity ofcysplatin. *Nitric Oxide* 1:88-94,1997.

Wolfe TA, Dasta JF. Utilização de inibidores da óxido nítrico sintase como um novo tratamento para o choque sético. *Ann Pharmacother* 29:36-46,1995.

Wong ML, Rettori V, al-Shekhlee A, Bongiorno PB, Canteros G, McCann SM, Gold PW, Licinnio J. *Nature* 2:581-584,1996.

Yallampalli C, Garfield RE, Byam-Smith M. Nitric oxide inhibits uterine contractility during pregnancy but not during delivery. *Endocrinology* 133:1899-1902,1993.

Zhu ZX, Luo LG. Efeito do nitroprussiato (óxido nítrico) na libertação endógena de dopamina em fatias de estriado de rato. *JNeurochem* 59:932-935,1992.

Zoja C, Nori SU, Corna D, Vigano G, Perico N, de Gaetano G, Remuzzi G. L-arginina, o precursor do óxido nítrico, anula o efeito dos estrogénios sobre o tempo de hemorragia na uremia experimental *Lab Invest* 65:479-483,1991.

Zorumski CF, Izumi Y. Nitric oxide and hippocampal synaptic plasticity. *Biochem Pharmacol* 46:777-785, 1993.

CAPÍTULO 4

ÓXIDO NÍTRICO E CONVULSÕES
Atividade anticonvulsiva de novos e potentes inibidores da óxido nítrico sintase

4.1 Resumo

Os efeitos de novos e potentes inibidores da NOS, S-nietil-L-tiocitrulina (S-Me-TC), 3-bromo 7-nitro indazol (3-Br-7-NI) e l-(2-trifluorometilfenil) imidazol {TRIM), foram examinados em convulsões induzidas por pilocarpina em ratos. O 3-Br-7-NI e o TRIM diminuíram a frequência do estado epilético e a mortalidade, enquanto o TRIM, além disso, reduziu significativamente a incidência de convulsões. As latências para o início das convulsões, o estado epilético e a mortalidade foram significativamente prolongadas pelos três inibidores da NOS, enquanto a duração das convulsões foi reduzida pelo 3-Br-7-NI e pelo TRIM. Estes dados sugerem um efeito excitatório do NO nas estruturas neuronais envolvidas nas convulsões induzidas pela pilocarpina.

4.2 Introdução

No SNC, o NO é considerado um mensageiro retrógrado, estando envolvido na modulação da excitabilidade neuronal. Por conseguinte, foi demonstrado que os inibidores da NOS derivados da L-Arg, o N^G-nitro-L-arginina éster metílico (L-NAME), a N^o-nitro-L-arginina (L-NOARG) e a N^o-monometil-L-arginina (L-NMMA) afectam o limiar das convulsões. No entanto, foram registados efeitos pró-convulsivos e anticonvulsivos.

O L-NAME agravou as convulsões induzidas pelo cainato (Kirkby *et al.*, 1996a; Rigaud-Monnet *et al.*, 1994), pelo N-metil-D-aspartato (NMDA; Buisson *et al.*, 1993) e pela pilocarpina (Starr e Starr, 1993) em ratos e ratinhos. Do mesmo modo, o L-NMMA reduziu o limiar convulsivo nas convulsões induzidas pelo cainato em ratos (Przegalinski *et al.*, 1994). O potente inibidor da NOS L-NOARG aumentou a gravidade das convulsões induzidas pelo cainato em ratos e ratazanas (Penix *et al.*, 1994) e potenciou a atividade epilética em ratos induzida por vários compostos convulsivos, como o quinolinato (Haberny *et al.*, 1992), a bicuculina (Wang *et al.*, 1994) e a pilocarpina (Maggio *et al.*, 1995).

Em contrapartida, o L-NAME antagonizou o kindling induzido pelo pentilenotetrazol (Becker *et al.*, 1995) e as convulsões induzidas por várias drogas excitatórias: ácido caínico (De Sarro *et al.*, 1991), ácido quinolínico (Nakamura *el al.*, 1995), NMDA (De Sarro *et al.*, 1991), pentilenotetrazol (Osonoe *et al.*, 1994), cocaína (Przewlocka *et al.*, 1994) e picrotoxina (Kirkby *et al.*, 1996b). Do mesmo modo, a L-NOARG protegeu os ratos contra as convulsões induzidas pelo oxigénio (Zhang *et al.*, 1993) e pelo pentilenotetrazol (Osonoe *et al.*, 1994).

Recentemente, tornaram-se disponíveis inibidores da NOS que não são derivados do L-Arg. Alguns deles são inibidores relativamente selectivos da NOS, afectando predominantemente a n-NOS, sem aumentar a pressão arterial. O 7-NI é um inibidor relativamente seletivo da n-NOS, que não afecta a pressão sanguínea (Moore *el al.*, 1993) mas influencia o fluxo sanguíneo cerebral local (Kovach *et al.*, 1994). Este fármaco atenua as convulsões induzidas pelo cainato em ratos (Mtllsch *et al.*, 1994) ou as convulsões induzidas pela pilocarpina (Van Leeuwen *et al.*, 1995) e pela picrotoxina (Kirkby *et al.*, 1996b) em ratos. No entanto, este assunto continua a ser controverso, uma vez que o 7-NI não afecta as convulsões induzidas pela bicuculina e pelo pentilenotetrazol (Penix *et al.*, 1994) ou até agrava as convulsões induzidas pelo cainato em ratos (Kirkby *et al.*, 1996b).

A fim de elucidar melhor o papel do NO na epilepsia, examinámos o efeito de três novos inibidores potentes e relativamente selectivos da n-NOS, que não são derivados do L-Arg, o 3-Br-7-NI, o TRIM e o S-Me-TC, nas convulsões induzidas pela pilocarpina em ratos (Turski *et al.*, 1984). O 3-Br-7-Nl apresenta uma maior potência do que o 7-NI como inibidor da n-NOS *in vitro* (BJand-Ward e Moore, 1995). A TRIM demonstrou seletividade para a inibição da n-NOS em comparação com a e-NOS *in vitro* e ausência de atividade vasopressora no rato anestesiado (Handy *et al.*, 1995). A S-Me-TC é mais selectiva para a n-NOS do rato do que para a e-NOS do rato (Furfine *et al.*, 1994). Além disso, a S-Me-TC é o inibidor mais potente da

NOS descrito até à data, com uma forte atividade pressora (Narayanan *et al.*, 1994).

Parece que o modelo animal de epilepsia é um fator importante que determina os efeitos pró-convulsivos ou anticonvulsivos dos inibidores da NOS (Kirkby *el al.*, 1996 b). Selecionámos o modelo de convulsões com pilocarpina, porque a análise bioquímica de cérebros de animais sujeitos a convulsões induzidas por pilocarpina forneceu provas de um envolvimento de EAA no início da epileptogénese. Isto levou à sugestão de que o bloqueio dos receptores de aminoácidos excitatórios, ou dos seus sistemas de segundos mensageiros associados, poderia ser a forma viável de parar a atividade convulsiva no estado epilético humano (Walton *et al.*, 1990). Além disso, foi demonstrado que as convulsões induzidas por colinomiméticos são acompanhadas por uma lesão generalizada das estruturas cerebrais (prosencéfalo, neocórtex, córtex olfativo, tálamo, complexo amigdalóide, substância negra e, em especial, formação hipocampal), semelhante à frequentemente observada em cérebros autopsiados de epilépticos humanos (Turski *et al.*, 1984). Por conseguinte, considerámos que a epilepsia induzida pela pilocarpina é um modelo animal adequado para examinar o papel do NO nas convulsões.

4.3 Métodos

4.3.1 Animais

As experiências foram efectuadas em ratos suíços adultos machos (28-35 g). Uma semana antes das experiências, os animais foram alojados em grupos de 5-10 numa sala com temperatura controlada (21 °C), humidade (55%), num ciclo normal de claro-escuro (luz: 07.00-19.00 h) e com livre acesso a comida e água.

4.3.2 Calendário de administração de medicamentos

Os ratos (n=100) foram divididos em 5 grupos iguais. Todos os fármacos, exceto a escopolamina, foram administrados por via intraperitoneal. Dois grupos de animais receberam veículo (solução salina 0,1 ml ou dimetilsulfóxido, DMSO, 0,025 ml). Cada um dos outros três grupos foi tratado com um dos inibidores da NOS. Em todos os 100 animais, as convulsões foram induzidas por pilocarpina (300 mg/kg) segundo o método de Turski *et al.* (1984). A pilocarpina foi administrada 30 minutos após a injeção do veículo ou do inibidor da NOS. A dose dos três inibidores da NOS, utilizada neste estudo, foi de 120 mg/kg. A dose selecionada para os inibidores da NOS, que tinham um peso molecular semelhante (S-Me-TC, 266; 3-Br-7-NI, 242; TRIM, 212), baseou-se nas nossas experiências preliminares e nas concentrações biologicamente activas destes fármacos utilizadas por outros autores (Bland-Ward e Moore, 1995; Furfine *et al.*, 1994). A fim de minimizar os efeitos colinérgicos periféricos, a escopolamina (1 mg/kg) foi injectada por via subcutânea (s.c.) 30 minutos antes da administração de pilocarpina (Turski *etal.*, 1984).

4.3.3 Belta violira! Avaliações

As avaliações comportamentais tiveram lugar entre as 09.00 e as 18.00 horas e foram efectuadas em compartimentos transparentes de plexiglas (40x25x15 cm). Antes da administração do fármaco, cada animal foi habituado ao ambiente durante 30 minutos. Após a habituação, os ratos foram retirados, injectados com a droga correspondente e rapidamente reintroduzidos na gaiola experimental.

As convulsões foram avaliadas através da observação das frequências e latências para a ocorrência de convulsões, status epilepticus e mortalidade. A latência foi definida como o tempo medido desde a injeção de pilocarpina até ao início do parâmetro de convulsão correspondente. As convulsões contínuas com uma duração igual ou superior a 3 minutos foram definidas como um estado epilético. Os animais foram observados durante um período de 3 horas após a injeção de pilocarpina. Este período de observação relativamente longo foi selecionado, porque algumas experiências publicadas *in vivo* não eram suficientemente informativas no que diz respeito à duração da atividade destes novos inibidores da NOS.

4.3.4 Aprovação ética

As experiências e o protocolo deste estudo foram aprovados pela Comissão da Faculdade para experiências, manuseamento e tratamento de animais.

4.3.5 Agentes químicos

O l-(2-trifluorometilfenil)iinidazol (TRIM, *RBI)* e o 3-bromo 7-nitro indazol (3-Br-7-NI, *Affiniti,* UK) foram dissolvidos em dimetilsulfóxido (DMSO, *Merck)*. A S-metil-L-tiocitrulina (S-Me-TC; *Alexis,* Suíça), o cloridrato de pilocarpina *(Sigma)* e o metilnitrato de escopolamina *(Sigma)* foram dissolvidos em solução salina (NaCl a 0,9%). As soluções dos fármacos foram preparadas antes de cada experiência.

4.3.6 Estatísticas

As frequências das convulsões, do estado de mal epilético e da mortalidade foram comparadas através do teste de probabilidade exato de Fisher ou do teste C/H AO QUADRADO. As latências desses parâmetros foram comparadas pelo *teste t* de Student bicaudal e, para 3-Br-7-NI e TRIM, os dados foram analisados por *ANOVA* seguido de comparações múltiplas, teste de *Dunnett*. A significância estatística foi aceite com um valor de probabilidade (P) de 0,05.

4.4 Resultados

4.4.1 Con frol An inta Is

Dois grupos de animais (n=20 cada) injectados com veículo em volume idêntico ao utilizado para dissolver os fármacos (solução salina 0,1 ml ou DMSO 0,025 ml), não apresentaram quaisquer alterações comportamentais. A administração de pilocarpina (300 ing/kg), 30 minutos após a administração do veículo (solução salina ou DMSO), produziu em ambos os grupos de controlo uma sequência de alterações comportamentais que consistiam numa acinesia inicial, tremor de todo o corpo, andar atáxico, com progressão para convulsões motoras com clonus das extremidades superiores, levantar e cair. Estas crises eram geralmente acompanhadas de comportamentos estereotipados, como contorções repetidas da cabeça, cuidados com a pele e, ocasionalmente, ataques de saltos. Ocorreram convulsões em quase todos os animais de controlo (100% no grupo da solução salina e 95% no grupo do DMSO, Fig. 4.1). A latência média das convulsões foi de 9-10 min (10,2±0,4 min no grupo da solução salina e 9,1±0,8 min no grupo do DMSO; Tabela 4.1). A atividade paroxística, sob a forma de convulsões motoras, durou cerca de 11 minutos (10,8±1,2 minutos em solução salina e 11,3±1,3 minutos no grupo DMSO; Tabela 4.2). Na maioria dos animais, as convulsões evoluíram para um estado de mal epilético (80% para o grupo da solução salina e 75% para o grupo do DMSO; Fig. 4.1) com uma latência média de cerca de 17 minutos (16,9±1,2 min na solução salina e 16,8±1,3 min no grupo do DMSO; Quadro 4.1) e uma duração de cerca de 4 minutos (4,1±0,8 min na solução salina e 3,9±1,2 min no grupo do DMSO, Quadro 4.2). O estado epilético foi geralmente letal para os ratinhos (80% para o grupo da solução salina e 75% para o grupo do DMSO; Fig. 4.1). A latência média para a mortalidade em ambos os grupos foi de cerca de 19 min (19,3±0,9 min no grupo da solução salina e 18,8±1,2 min no grupo do DMSO; Tabela 4.1).

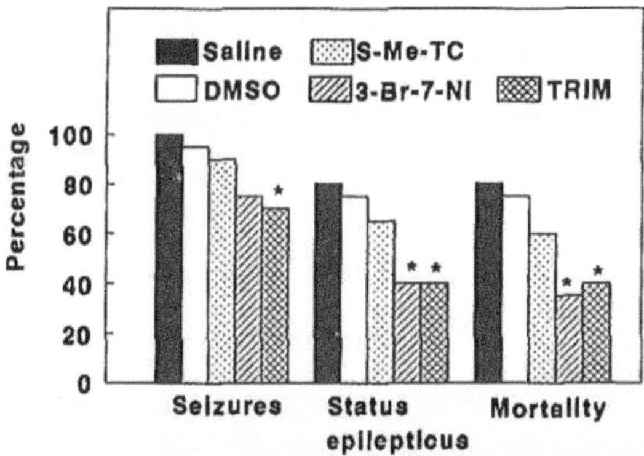

Figura 4.1 Frequência de convulsões induzidas por pilocarpina (300 mg/kg), estado epilético e mortalidade em ratinhos (n=100, divididos em 5 grupos iguais) pré-tratados (30 min antes da pilocarpina) com veículo (solução salina, 0.1 ml ou DMSO, 0,025 mi) ou inibidores da NOS (120 mg/kg), S-metil-L-tiocitrulina (S-Me-TC), 3-bromo 7-nitro indazol (3-Br-7-NI) e l-(2-

trijluorometil-fenil)imidazol (TRIM). Todos os fármacos foram administrados por via intraperitoneal. Os dados são expressos como percentagens do efeito da pilocarpina em animais tratados com veículo. Significância ao nível de p<0,05 (teste binomial: teste de Fisher e teste do Qui-quadrado) para o grupo tratado com veículo.

Table 4.1 *Latencies (min) to pilocarpine (300 mg/kg)-induced seizures, status epilepticus and mortality in mice, pretreated (30 min prior to pilocarpine) with vehicle (saline, 0.1 ml or DMSO, 0.025 ml) or NOS inhibitors (120 mg/kg), S-methyl-L-thiocitrulline (S-Me-TC), 3-bromo 7-nitro indazole (3-Br-7-NI) and 1-(2-trifluoro-methyl-phenyl)imidazole (TRIM). All drugs were administered intraperitoneally.*

	Vehicle			NOS Inhibitor	
	Saline	*DMSO*	*S-Me-TC*	*3-Br-7-NI*	*TRIM*
Seizure	10.2±0.4	9.1±0.8	31.8±1.2*	21.1±2.3*	22.2±1.8*
Status epilepticus	16.9±1.2	16.8±1.3	33.7±1.5*	32.5±2.6*	33.5±2.4*
Mortality	19.3±0.9	18.8±1.2	50.2±5.6*	37.2±2.5*	37.4±2.1*

Values are means ± S.E.M, 5 groups, n=20 in each group.
* p<0.05 significant differences from control (*t*-test, *ANOVA*, *Dunnett* test).

Table 4.2 *Duration (min) of pilocarpine (300 mg/kg)-induced seizures and status epilepticus in mice, pretreated (30 min prior to pilocarpine) with vehicle (saline, 0.1 ml or DMSO, 0.025 ml) or NOS inhibitors (120 mg/kg), S-methyl-L-thiocitrulline (S-Me-TC), 3-bromo 7-nitro indazole (3-Br-7-NI) and 1-(2-trifluoromethylphenyl)imidazole (TRIM). All drugs were administered intraperitoneally.*

	Vehicle			NOS Inhibitor	
	Saline	*DMSO*	*S-Me-TC*	*3-Br-7-NI*	*TRIM*
Seizure	10.8±1.2	11.3±1.3	9.1±1.1	5.1±0.8*	4.7±1.6*
Status epilepticus	4.1±0.8	3.9±1.2	4.9±2.4	3.7±1.9	3.7±1.9

Values are means ± S.E.M, 5 groups, n=20 in each group.
* p<0.05 significant differences from control (*t*-test, *ANOVA*, *Dunnett* test).

4.4.2 Animais tratados com inibidores da NOS

O pré-tratamento de animais (3 grupos, n=20 cada grupo) com inibidores da NOS, S-Me-TC, 3-Br-7-NI e TRIM (120 mg/kg, cada), 30 minutos antes da pilocarpina (300 mg/kg) diminuiu a mortalidade em ratos (para 35-60%), reduziu a ocorrência de status epilepticus (para 40-65%) e convulsões (para 70-90%; Fig. 4.1). As latências das convulsões, do estado epilético e da mortalidade foram significativamente prolongadas (2-3 vezes) após a administração de inibidores da NOS (Tabela 4.1). A duração das crises motoras paroxísticas, mas não a duração do estado de mal epiléptico, foi significativamente reduzida pelo 3-Br-7-NI (5,1±0,8 min) e pelo TRIM (4,7±1,6 min), em comparação com o controlo (DMSO 11,3±1,3, Tabela 4.2).

4.5 Discussão

Os presentes dados mostram que os novos e potentes inibidores da NOS não derivados do L-Arg, 3-Br-7-NI, TRIM e S-Me-TC, atenuam as convulsões induzidas pela pilocarpina em ratinhos. Foi demonstrado que as convulsões induzidas pela pilocarpina envolvem predominantemente o sistema límbico (Turski *et al.*, 1984). Este facto fornece provas do envolvimento do NO na epilepsia límbica motora. Os resultados deste estudo são consistentes com a constatação de que o inibidor da NOS derivada do L-Arg, L-NAME, reduz a gravidade das convulsões induzidas pelo inibidor da acetilcolinesterase, tacrina (Bagetta *et al.*, 1992). A ideia do envolvimento do NO no modelo colinérgico de convulsão é apoiada pela evidência da libertação excessiva de EAA na epilepsia induzida pela pilocarpina (Walton *et al.*, 1990) e pelo facto de o L-Arg, o precursor do NO, potenciar as propriedades epileptogénicas do NMDA (De Sarro *et al.*, 1993; Mollace *et al.*, 1991). Além disso, estudos recentes indicam que o NO afecta os transportadores de vários neurotransmissores, incluindo os que exercem uma função excitatória no SNC. Assim, o NO pode inibir a captação de GLU (Lonart et Johnson, 1994; 1995) e NA (Lonart e Johnson, 1995; Miller e Hoffman, 1994), enquanto o 7-NI melhora a função do transportador de NA (Kiss *et al.*, 1996). Os nossos dados estão de acordo com estes estudos, uma vez que a diminuição da síntese de NO pelos inibidores da NOS pode facilitar a captação de neurotransmissores excitatórios, levando à sua inativação e à diminuição da concentração no espaço sináptico. Isto pode explicar (pelo menos parcialmente) a diminuição da excitabilidade neuronal após a administração de inibidores da NOS.

Embora o S-Me-TC seja o mais potente inibidor da NOS descrito até à data (Narayanan *et al.* ,1995), o 3-Br-7-NI e o TRIM são mais eficazes na redução da duração das crises e da frequência das crises, do estado epilético e da mortalidade. A razão não é conhecida, mas várias possibilidades podem ser consideradas. Uma das explicações pode ser que o S-Me-TC, como o inibidor mais potente da NOS, bloqueia mais completamente o mecanismo de feedback negativo exercido pelo NO sobre o recetor NMDA (Hoyt *et al.*, 1992; Izumi *et al.*, 1992; Kirkby *et al.*, 1996a; Rundfelt *et al.*, 1995). A ativação dos receptores NMDA e a correspondente transmissão giutatninérgica podem levar a um aumento da excitação neuronal. Além disso, o S-Me-TC, que actua como inibidor da e-NOS (Joly *et al.*, 1995; Narayanan *et al.*, 1994), induz uma vasoconstrição e reduz a perfusão e a oxigenação dos tecidos. O comprometimento resultante da autorregulação cerebrovascular pode causar um desequilíbrio entre o aumento da demanda metabólica e a redução do fluxo sanguíneo durante a crise, com maior disseminação da epilepsia (Kirkby *et al.*, 1996b; Narayanan *et al.*, 1994). Além disso, um aumento da pressão arterial sistémica pode afetar a excitabilidade neuronal no SNC. Foi referido que o aumento da pressão sanguínea produzido mecanicamente (por oclusão da aorta torácica ou por insuflação de um balão na aorta descendente) ou por agentes hipertensores pode estimular a vigília e a excitação cortical (Baust *et al.*, 1967; Ebenezer, 1994; Furfine *et al.*, 1994). A excitação induzida pela pressão é mediada por impulsos aferentes dos pressorreceptores periféricos (Bowes *et al.*, 1981). Por conseguinte, é de esperar que o potente efeito pressor da S-Me-TC possa atenuar as suas próprias propriedades anticonvulsivantes. Este facto pode contribuir para o efeito anticonvulsivo menos proeminente da S-Me-TC, em comparação com outros dois inliibidores da NOS examinados neste estudo. Tins implica que a ação antiepiléptica insuficiente da S-Me-TC pode dever-se tanto ao aumento da atividade dos receptores NMDA (devido a um feedback negativo mais fraco do NO) como a uma vasoconstrição cerebral e periférica significativa (devido à inibição da e-NOS). No entanto, a S-Me-TC é mais potente do que os outros dois inibidores da NOS no retardamento da ocorrência de convulsões, status epilepticus e mortalidade. Isto sugere que a principal ação da S-Me-TC, e provavelmente dos outros dois inibidores da NOS, é sobre o mecanismo de início e génese da epilepsia, e não sobre o mecanismo de manutenção das convulsões. Com base em experiências em que o L-Arg potenciou as crises induzidas por EAA, De Sarro *et al.* (1993) sugeriram também que o NO pode contribuir principalmente para a génese da atividade convulsiva. No que respeita ao papel dos níveis de nucleótidos cíclicos no cérebro, foi sugerido que os níveis de GMPc aumentados pelo pentilenotetrazol podem ter um papel no início e/ou na propagação das crises, enquanto o AMPc pode estar envolvido em processos que atenuam ou terminam as crises (Ferrendelli *et al.*, 1980). O facto de o NO aumentar os níveis de GMPc (Bagetta *et al.*, 1993; Garthwaite, 1991) poderia explicar por que razão o inibidor mais potente da NOS utilizado neste estudo afecta principalmente a génese e a propagação das crises.

Embora os efeitos do inibidor da NOS nas convulsões sejam predominantemente de origem central (neuronal e/ou vascular), o componente periférico também deve ser considerado. Resultados recentes demonstraram que a n-NOS é expressa em níveis mais elevados no músculo esquelético (Nakane *et al.*, 1993)

e está localizada nas fibras musculares de contração rápida no sarcolema (Kobzik *et al.,* 1994). Foi demonstrada uma correlação inversa entre a atividade da n-NOS e a força do músculo esquelético. A função contrátil é aumentada por bloqueadores da NOS e foi sugerido que o NO produzido perto do sarcolema se opõe à força contrátil do músculo esquelético (Kobzik *et al.,*
1994). Evidentemente, existe a possibilidade de que a expressão motora das convulsões após a administração de inibidores da NOS possa ser modificada tanto pela n-NOS central como pela periférica (sarcolemal). No entanto, a participação da inibição da n-NOS sarcolemal nos fenómenos de convulsões motoras ainda não foi estudada, mas é evidente que este aspeto merece ser seriamente considerado.

Em *conclusão,* as convulsões induzidas pela pilocarpina em ratinhos podem ser atenuadas por inibidores da NOS, 3-Br-7-NI, TRIM e, em menor grau, com S-Me-TC. Sugerimos que o NO actua como uma substância ativa endógena central com propriedades pró-convulsivas nas estruturas motoras límbicas dos ratos. No entanto, neste momento, não se pode excluir o envolvimento do NO periférico na modulação dos fenómenos de convulsão motora. Os novos inibidores da NOS, potentes e relativamente selectivos, utilizados neste estudo, poderão ser ferramentas úteis para examinar mais aprofundadamente o papel do NO central e periférico na epilepsia.

4.6 Referências

Bagetta G, Iannone M, Scorsa A M, Nistico G. As convulsões e lesões cerebrais induzidas pela tacrina em ratos tratados com LiCI podem ser evitadas pelo éster metílico da N-nitro-L-arginina. *Eur J Pharmacol* 213:301-304,1992.

Bagetta G, Massoud R, Rodino P, Federici G, Nisttcd, G. A administração sistémica de cloreto de lítio e tacrina aumenta a atividade da óxido nítrico sintase no hipocampo de ratos. *Eur J Pharmacol* 237:61-64,1993.

Baust W, Heinemann H. The role of baroreceptors and blood pressure in the regulation of sleep and wakefulness (O papel dos barorreceptores e da pressão sanguínea na regulação do sono e da vigília). *Exp Brain Jtes* 3:12-24,1967.

Becker A, Grecksch G, Schroder H. O éster metílico da N-omega-nitro-L-arginina interfere com o kindling induzido pelo pentilenotetrazol e não tem qualquer efeito nas alterações da ligação do glutamato. *Brain Res* 688:230-232,1995.

Bland-Ward P. A, Moore PK. Os derivados do 7-Nitro indazol são inibidores potentes do cérebro, do endotélio e das isofonnas induzíveis da óxido nítrico sintase. *Life Sci* 57: PL 131-135,1995.

Bowes G, Townsend ER, Bromwley SM, Kozar LF, Philipson EA. Role of the carotid body and of aferent vagal stimuli in the arousal response to airway occlusion in sleeping dogs (Papel do corpo carotídeo e dos estímulos vagais aferentes na resposta de excitação à oclusão das vias aéreas em cães adormecidos). *Am Rev Resp Dis* 123:644-647, 1981.

Buisson A, Lakhnieche N, Verrechia C, Plotkine M, Boulu RG. Óxido nítrico: uma substância endógena anticonvulsiva. *Neuroreport* 4:444-446,1993.

De Sarro GB, Di Paola ED, De Sarro A, Vidal MJ. Papel do óxido nítrico na génese das convulsões induzidas por aminoácidos excitatórios do córtex pré-pirifon profundo. *Fundant Clin Pharmacol* 5:503-511,1991.

De Sarro, G B, Di Paola E D, De Saro A, Vidal MJ. A L-arginina potencia as convulsões induzidas por aminoácidos excitatórios no córtex profundo do pré-pirifão. *Eur J Pharmacol* 12:151-158, 1993.

Ebenezer IS, The effects of subcutaneous administration of arginine-8-vasopressin on the electroencephalogram of conscious rats are mediated by peripheral vasopressin V_f receptors. *Methods Find Exp Clin Pharmacol* 16:315-321,1994.

Ferrendelli JA, Blank AC, Gross RA. Relações entre a atividade convulsiva e os níveis de nucleótidos cíclicos no cérebro. *Brain Res* 200:93-103,1980.

Fevell JE, Johnson P. O aumento agudo da pressão sanguínea provoca o despertar do sono em cordeiros. *Brain Res* 311:259-265,1984.

Furfine ES, Harmon MF, Faith JE, Knowles RG, Salter M, KiffRJ, Duffy C, Hazelwood R, Oplinger JA, Garvey EP. Potent and selective inhibition of human nitric oxide synthase. Inibição selectiva da óxido nítrico sintase neuronal por S-metil-L-tiocitrulina e S-etil-L-tiocitrulina. *J Biol Chem* 269:26677-

26683,1994,

Garthwaite J, Glutamate, nitric oxide and cell-cell signalling in the nervous system (Glutamato, óxido nítrico e sinalização célula-célula no sistema nervoso). *Trends Neurosci* 14:60-67,1991,

Handy RLC, Wallace P, Gaffen ZA, Whitehead KJ, Moore PK. The antinociceptive effect of 1-(2-trifluoromethylphenyl)imidazole (TRIM), a potent inhibitor of neuronal nitric oxide synthase *in vitro,* in the mouse, *Br J Pharmacol* 116:2349-2350, 1995.

Haberny KA, Pou S, Eccles CU. Potenciação de lesões hipocampais induzidas por quinolinato por inibição da síntese de NO. *Neurosci Lett* 146:187-190, 1992.

Hoyt KR, Tang LH, Aizenman E, Reynolds IJ. O óxido nítrico modula os aumentos induzidos por NMDA no Ca intracelular^{2+} em culturas de neurónios do cérebro anterior de rato. *Brain Res* 592:310-316,1992,

Izumi Y, Clifford DB, Zorumski CF. Inhibition of long-term potentiation by NMDA-mediated nitric oxide release (Inibição da potenciação a longo prazo pela libertação de óxido nítrico mediada por NMDA). *Science* 257:1273-1276, 1992.

Joly GA, Narayanan K, Griffith O W, Kilbourn RG. Characterisation of the effects of two new arginine/citrulline analogues on constitutive and inducible nitric oxide synthases in rat aorta. *Br J Pharmacol* 1 15:491-497,1995.

Kiss JP, Sershen H, Lajtha A, Vizi ES. Inhibition of neuronal nitric oxide synthase potentiates the dimethylphenylpiperazinium-evoked carrier-mediated release of noradrenaline from rat hippocampal slices. NeurosciZ<?//215:115-118, 1996,

Kirkby RD, Forbes RA, Subramaniam S. Modificação das convulsões comportamentais e electrográficas induzidas pelo cainato após inibição da óxido nítrico sintase em ratos. *Epilepsy Res* 24:79-90, 1996,

Kirkby RD, Carroll DM, Grossman AB, Subramaniam S. Factores que determinam os efeitos pró-convulsivos e anticonvulsivos dos inibidores da óxido nítrico sintase em roedores. *Epilepsy Res* 24:91-100, 1996.

Kobzik L, Reid MB, Bredt DS, Stamler JS. Nitric oxide in skeletal muscle (Óxido nítrico no músculo esquelético). *Nature* 372:546-548, 1994.

Kovach A-GB, Lohinai Z, Marczis J, Balla I, Dawson TM, Snyder SH. The effect of haemorrhagic hypotension and retransfusion and 7-nitro indazole on rCBF, NOS catalytic activity, and cortical NO content in the cat. *Ann NY Acad Sci* 738:348-368,1994.

Lonart G, Johnson KM. Inhibitory effects of nitric oxide on the uptake of pH]dopamine and pH]glutamate by striatal synaptosomes. *JNeurochem* 63:2108-2117,1994.

Lonart G, Johnson KM. Characterization of nitric oxide generator-induced hippocampal [^{3} H]-norepinephrine release. II. O papel do cálcio, do transporte inverso da norepinefrina e do monofosfato cíclico de 3^f ,5*-guanosina. *J Pharmacol Exp Ther* 275:12-22,1995.

Maggio R, Fumagalli F, Donati E, Barbier P, Racagni G, Corsini GU, Riva M. Inhibition of nitric oxide synthase dramatically potentiates seizures induced by kainic acid and pilocarpine in rats. *Brain Res* 679:184-187, 1995.

Miller KJ, Hoffman BJ. Os receptores A3 da adenosina regulam o transporte da serotonina através do óxido nítrico e do GMPc. *J Biol Chem* 269:27351-27356, 1994.

Mollace V, Bagetta G, Nisticd G" Evidence that L-arginine possesses proconvulsant effects mediated through nitric oxide. *Neuro Rep* 2:269-272, 1991.

Moore PK, Babbedge RC, Wallace P, Gaffen Z, Hart SL. 7-Nitro indazole, um inibidor da óxido nítrico sintase, exibe atividade anti-nociceptiva no rato sem aumentar a pressão arterial. *Br J Pharmacol* 108:296-297,1993.

Mtilsch A, Busse R, Mordvintcev PI, Vanin AF, Nielsen EO, Scheel-KrUger J, Olesen SP. O óxido nítrico promove a atividade convulsiva em ratos tratados com cainato. *Neuro Rep* 5:2325-2328, 1994.

Nakamura T-A, Yamada K, Hasegawa T, Nabeshima T. Possible involvement of nitric oxide in quinolinic acid-induced convulsions in mice. *PharmacolBiochem Behav* 51:309-312,1995.

Nakane M, Schmidt HH, Pollock JS, Forstennann U, Murad F. Cloned human brain nitric oxide synthase is highly expressed in skeletal muscle. *FEBS Lett* 316:175-180,1993.

Narayanan K, Griffith OW. Synthesis of L-thiocitrulline, L-homothiocitrulline and S-methyl- L-thiocitrulline;

a new class of potent nitric oxide synthase inhibitors. *J Med Chem* 37:885-887, 1994.

Narayanan K, Spack L, McMillan K, Kilbourn RG, Hayward MA, Masters BS, GriffithOW. S-alquil-L-tiocitrulinas. Potentes inibidores estereosselectivos da óxido nítrico sintase com forte atividade pressora *in vivo*. *J Biol Chem* 270:11103-11110,1995,

Osonoe K, Mori N, Suzuki K, Osonoe M. Efeitos antiepilépticos dos inibidores da óxido nítrico sintase examinados em convulsões induzidas por pentilenotetrazol em ratos. *Brain Res* 663:33 8-340,1994.

Penix LP, Davis W, Subramaniam S. A inibição da NO sintase aumenta a gravidade das convulsões induzidas pelo ácido caínico em roedores. *Epilepsy Res* 18:177-184,1994.

Przegalinski E, Baran L, Siwanowicz J. The role of nitric oxide in the kainate-induced seizure in mice. *Neurosci Lett* 170:74-76,1994.

Przewlocka B, Lason W, Machelska H, Przewlocki R. The effects of cocaine-induced seizures on the proenkephalin mRNA in the mouse hippocampus: a possible involvement of the nitric oxide pathway. *Neurosci Lett* 168:81-84,1994.

Rigaud-Monnet A-S, Pinard E, Borredon J, Seylaz J. Blockade of nitric oxide synthesis inhibits hippocampal hyperaemia in kainic acid-induced seizures. *J Cereb Blood Flow Metab* 14:581-590,1994.

Rundfeld C, Koch R, Richter A, Mevissen M, Gerecke U, Ldschher W. Efeitos anticonvulsivos e pró-convulsivos dependentes da dose dos inibidores da óxido nítrico sintase no limiar de convulsão num modelo de estimulação cortical em ratos. *Eur J Pharmacol* 274:73-81,1995.

Starr MS, Starr BS. Facilitação paradoxal das convulsões induzidas pela pilocarpina no rato pelo MK-801 e pelo inibidor da síntese de óxido nítrico L-NAME. *PharmacolBiochem Behav* 45:321-325,1993.

Turski WA, Cavalheiro EA, Bortolotto ZA, Mello LM, Schwarz M, Turski L. Convulsões produzidas pela pilocarpina em ratos: uma análise comportamental, electroencefalográfica e morfológica. *Brain Res* 321:237-253; 1984.

Van Leeuwen R, De Vries R, Dzoljic MR. 7-Nitro indazole, um inibidor da óxido nítrico sintase neuronal, atenua as convulsões induzidas pela pilocarpina, *Eur J Pharmacol* 287:211-213,1995.

Walton NY, Gunawan S, Treiman DM. Brain amino acid concentration changes during status epilepticus induced by lithium and pilocarpine. *Exp Neurol* 108:61-70,1990.

Wang Q, Theard MA, Pelligrino DA, Baughman VL, Hoflhian WE, Albrecht RF, Cwik R, Paulson OB, Lassen NA. Nitric oxide (NO) is an endogenous anticonvulsant but not a mediator of the increase in cerebral blood flow accompanying bicuculline-induced seizures in rats. *Brain Res* 658:192-198,1994,

Zhang J, Su Y, Oury TD, Piantadosi CA. Cerebral amino acid, norepinephrine and nitric oxide metabolism in CNS oxygen toxicity. *Brain Res* 606:56-62, 1993.

CAPÍTULO 5

ÓXIDO NÍTRICO E LOCOMOÇÃO

Novos e potentes inibidores da óxido nítrico sintase reduzem a atividade motora em ratinhos

5.1 Resumo

Inibidores potentes da NOS, 3-bromo-7-nitro indazole (3-Br-7-NI), I-(2-trifluoroinethylphenyl) imidazole (TRIM), S-metil-L-thiocitrulline (S-Me-TC) e 7-nitro indazole (7-NI), reduziram a locomoção em ratos. Estes resultados indicam que a atividade da NOS e a correspondente libertação de NO são importantes para a locomoção espontânea.

5.2 Introdução

Dados recentes sugerem que o NO desempenha um papel importante na atividade motora. O inibidor da NOS, N^e-nitro-L-arginina-metil-éster (L-NAME), reduziu a atividade locomotora espontânea (Sandi *et al.*, 1995) e a hiperlocomoção induzida pela cocaína (Pudiak e Bozarth, 1993), morfina (Calignano *et al.*, 1993), substância P (Mancuso *et al.*, 1994) ou metanfetamina em ratinhos (Ohno e Watanabe, 1995) e ratos (Abekawa *et al.*, 1994). O outro inibidor da NOS derivado da L-Arg, a N^G-nitro-L-arginina (L-NOARG) suprimiu o aumento da locomoção induzido pelos agonistas dos receptores DI e D2 (Starr e Starr, 1995).

O inibidor relativamente seletivo da n-NOS, 7-NI, reduziu a locomoção nos ratos (Connop *et al.*, 1994) e nos ratinhos (Starr e Starr, 1995). Recentemente, demonstrámos que a depressão central induzida pelo 7-NI está associada a uma perda do reflexo de endireitamento (Dzoljic *et al.*, 1996). O papel do NO endógeno na expressão da locomoção tornou-se de particular interesse após a identificação da n-NOS no sarcolema dos músculos esqueléticos (Nakane *et al.*, 1993) e a prova de que os inibidores da NOS afectavam a contração dos músculos esqueléticos (Kobzik *et al.*, 1994).

A fim de elucidar melhor o papel do NO na atividade motora, examinámos os efeitos de novos e potentes inibidores da n-NOS não derivados do L-Arg, 3-Br-7-NI, TRIM e S-Me-TC, na locomoção de ratinhos. Estas substâncias são inibidores relativamente selectivos da n-NOS (Bland-Ward e Moore, 1995; Furfine *et al.*, 1994; Handy *et al.*, 1995). semelhança da 7-NI (Moore *e col.*, 1993), a TRIM carece de atividade vasopressora no rato anestesiado (Handy *e col.*, 1995), enquanto a S-Me-TC é o inibidor mais potente da NOS descoberto até à data, com uma forte atividade pressora (Narayanan *e col.*, 1995). Embora o efeito do 7-NI na locomoção já tenha sido analisado (Connop *et al.*, 1994; Starr e Starr, 1995; Dzoljic *et al.*, 1996), incluímos este fármaco no estudo para efeitos de comparação.

5.3 Métodos

5.3.1 Animais

Os ratos suíços adultos machos (28-35 g) foram alojados numa sala com temperatura controlada (21°C), humidade (55%), ciclo normal de luz-escuridão (luz: 07.00-19.00 h) e livre acesso a comida e água.

5.3.2 Procedimentos

Os animais (n=80) foram divididos em seis grupos (n=13-14 cada). Cada grupo foi tratado intraperitonealmente (i.p.) com um dos veículos (solução salina ou dimetilsulfóxido, DMSO) ou um dos inibidores da NOS (7-NI, peso molecular: 160; 3-Br-7-NI, 242; TRIM, 212, e S-Me-TC, 266). A dose selecionada para os inibidores da NOS (120 mg/kg) baseou-se nos efeitos observados nas nossas experiências preliminares e nas concentrações biologicamente activas destes fármacos utilizadas por outros autores (Bland-Ward e Moore, 1995; Furfine *et al.*, 1994; Connop *et al.*, 1994; Handy *et al.*, 1995; Narayanan *et al.*, 1995).

5.3.3 Avaliação comportamental

A avaliação comportamental foi efectuada em animais colocados em compartimentos de plexiglas (40x25x25 cm) e a atividade locomotora cumulativa dos ratos foi medida por um aparelho Varimex (Columbus Instruments, Ohio, EUA). Após uma hora de habituação, os ratinhos foram retirados, injectados com o fármaco correspondente e rapidamente reintroduzidos na câmara experimental. A motilidade dos ratinhos foi registada durante 1 hora antes do tratamento com o fármaco e 3 horas após a administração do veículo/dnig. Apenas foram registadas as deslocações horizontais do animal através da gaiola.

5.3.4 Abordagem ética

As experiências e o protocolo deste estudo foram aprovados pela Comissão da Faculdade para experiências, manuseamento e tratamento de animais.

5.3.5 Drogas

O S-Me-TC *(Alexis)* foi dissolvido em solução salina (NaCl a 0,9%). O 7-NI *(Lancaster)*, o 3-Br-7-NI *(Affiniti)* e o TRIM *(RBI)* foram dissolvidos em DMSO *(Merck)*.

5.3.6 Estatísticas

Os resultados foram expressos como médias±S.E.M. Em cada momento (1st h, 2nd h e 3rd h após a administração do veículo/fármaco), a significância da diferença entre as pontuações locomotoras cumulativas dos grupos tratados com o fármaco em relação ao grupo de controlo relevante foi determinada pelo teste t *de Student* (quando estavam envolvidos dois grupos experimentais: solução salina v. S-Me-TC) ou pela análise de variância unidirecional *(ANOVA,* quando estavam envolvidos quatro grupos experimentais: DMSO v. 3-Br-7-NI, TRIM e 7-NI). A ANOVA foi seguida de comparações múltiplas utilizando o teste de *Dunnett*, quando os rácios F atingiram significância *(P<0,05)*.

5.4 Resultados

5.4.1 Controlo A nimais

Os animais de controlo injectados com veículo num volume idêntico ao utilizado para dissolver os fármacos (solução salina 0,1 ml ou DMSO 0,025 ml) não apresentaram quaisquer alterações comportamentais. No entanto, nas 1st horas anteriores à injeção, eram mais activos (médiaS.E.M., solução salina: 581±65, DMSO: 687±106) do que nas 3 horas seguintes à administração do veículo. Além disso, foi observado um aumento gradual da locomoção nesse período de 3 horas (solução salina: 1st h: 181±27, 2nd h: 264±32, 3rd h: 340±44 e DMSO: 197121, 294±37, 365142, respetivamente; Fig. 5.1). As pontuações locomotoras mais elevadas nas 1st h anteriores à administração dos veículos podem dever-se ao aumento do comportamento exploratório causado pela novidade ambiental. A diminuição da locomoção nas 3 horas seguintes à administração do veículo é provavelmente um reflexo da ansiedade induzida pelo manuseamento e pela injeção i.p.. No entanto, um aumento gradual da atividade locomotora nas 3 horas seguintes à administração do veículo pode dever-se à correspondente diminuição da ansiedade.

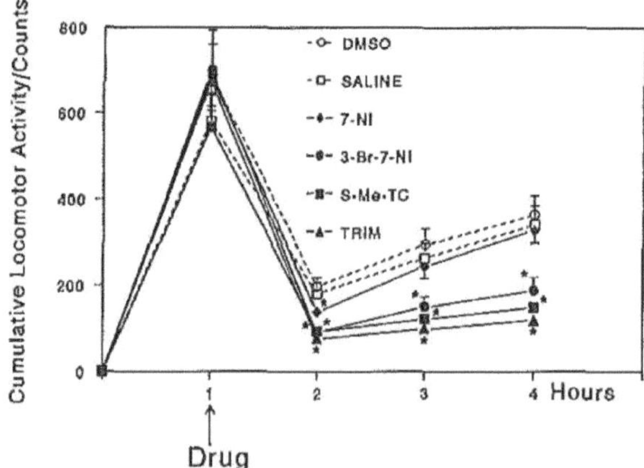

Figura 5.1 Atividade locomotora acumulada/contas de ratinhos tratados com veículos (utilizados como controlo, DMSO, 0,025 ml, n=14 ou solução salina, 0.1 ml, n=13) ou inibidores da óxido nítrico sintase (NOS) (120 mg/kg), 7-nitro indazol (7-NI, n=14), 3-bromo-7-nitro indazol (3-Br-7-Nl, n=14), S-metil-L-tiocitrulina

(S-Me-TC, n=13), e l-(2-trifluoro-metilfenil)imidazol (TRIM, n=14), 1 h antes e 3 h depois da administração intraperitoneal do veículo/fármaco. O S-Me-TC foi dissolvido em solução salina, enquanto o 7-NI, o 3-Br-7-NI e o TRIM foram dissolvidos em DMSO. As linhas verticais representam médias±S.E.M. e os asteriscos denotam significância a um nível de P<0,05 (teste t de Student ou ANOVA seguido do teste de Dunneit). Note-se a diminuição proeminente da locomoção após a administração de inibidores da NOS em comparação com o controlo.

5.4.2 Animais tratados com inibidores da NOS

Estes animais pareciam alertas mas menos activos, passando mais tempo sentados nas gaiolas do que os ratos normais tratados com o veículo. No entanto, não foram observados sinais de postura anormal, exceto o comportamento atáxico causado pela TRIM nas 1st horas após a injeção. A impressão de quiescência e bradicinésia, após a injeção de inibidores da NOS, corresponde a uma motilidade reduzida (Fig. 5.1). A diminuição da locomoção causada por S-Me-TC (1th h: 94±7, 2nd h: 121±8, 3rd h: 149±13), 3-B1-7-NI (91±13, 149±22, 188±30) e TRIM (76±12, 99±13, 119±13) durou 3 h, enquanto um efeito semelhante de 7-NI (138±13) durou 1 h (solução salina v. S-Me-TC, teste t de Student: P<0,05; DMSO vs. 3-Br-7-NI, TRIM e 7-NI, ANOVA seguida do teste de Dunneit quando o rácio F atingiu a significância; 1th h- F=12,4, 2nd h- F=12,4, 3rd h- F=14,3, P<0,05; Fig. 5.1).

5.5 Discussão

A redução da locomoção em ratos após a administração de inibidores da NOS observada neste estudo está de acordo com a diminuição da atividade rítmica lenta do EEG (RSA=ritmo teta, 6-9 Hz) em ratos por 7-NI, 3-Br-7-NI e S-Me-TC (Dzoljic *et al.*, 1996). O RSA no rato está associado à locomoção e a outros movimentos voluntários (Depoortere, 1987). A diminuição proeminente da potência do RSA, após a administração de inibidores da NOS, pode refletir uma depressão das estruturas neuronais centrais envolvidas na locomoção.

O modo de ação dos inibidores da NOS na locomoção não é conhecido, mas o efeito do NO sobre os neurotransmissores centrais, em especial sobre a DA nos gânglios basais, pode ser importante. Foi demonstrado que o NO induz a libertação de DA no estriado (Zhu e Luo, 1992) e em fatias de hipocampo (Lonart *et al.*, 1992). A transmissão dopaminérgica estriatal está envolvida no controlo da locomoção (Angullo e McEwen, 1994) e a NOS está amplamente distribuída nos neurónios estriatais (Snyder e Bredt, 1991). A ideia de que os inibidores da NOS diminuem a atividade locomotora através da redução da transmissão dopaminérgica é consistente com o facto de estas drogas reduzirem a hipermotilidade induzida pelos agonistas dos receptores da dopamina D e D_2 (Starr e Starr, 1995).

Além disso, existem provas do envolvimento do GLU no controlo da locomoção (Angulio e McEwen, 1994; Witkin, 1993), provavelmente através do sistema dopaminérgico. A libertação de GLU foi estimulada por dadores de NO (Guevara-Guzman *et al.*, 1994) e bloqueada por inibidores da NOS (Montague *et al.*, 1994). Além disso, tanto os inibidores da NOS como a hemoglobina, que se liga ao NO extracelular, reduzem a libertação de DA estriatal induzida pelo agonista dos receptores GLU NMDA (Hanbauer *et al.*, 1992).

Juntamente com a DA e o GLU, outros neurotransmissores convencionais (GABA, 5-HT, NA e Ach) foram implicados na regulação da atividade locomotora (Angulio e McEwen, 1994; Mancuso *et al.*, 1994). Sabe-se que o NO estimula a libertação de vários neurotransmissores, incluindo a NA (Mancuso *et al.*, 1994), GABA, 5-HT e Ach (Guevara-Guzman *et al.*, 1994; Lonart *et al.*, 1992; Prast e Phillippu, 1992). Evidentemente, a diminuição da locomoção induzida por inibidores da NOS é um fenómeno complexo devido à perturbação não só da transmissão dopaminérgica, mas também de outros sistemas de neurotransmissores envolvidos no controlo da locomoção.

Além disso, é interessante notar que existem provas de que o NO atenua a ansiedade, o que pode influenciar ainda mais a atividade locomotora. Assim, o composto ansiolítico clordiazepóxido apresentou um aumento da atividade de exploração em ratos, que foi reduzido pelo pré-tratamento com o inibidor da NOS, L-NOARG (Quock e Nguyen, 1992). Os autores sugeriram que um componente ansiogénico presente no L-NOARG poderia ser responsável pela diminuição da locomoção dos animais. No entanto, esta explicação não deve ser generalizada, uma vez que ainda não existem provas de que os novos inibidores da NOS utilizados no presente estudo possam exercer um efeito ansiogénico semelhante.

Além disso, coloca-se a questão de saber se a redução da locomoção se deve à inibição da n-NOS central ou periférica, ou de ambas. Recentemente, verificou-se que a n-NOS está localizada em níveis elevados nas fibras de contração rápida no sarcolema do músculo esquelético (n-NOS sarcolemal) (Nakane *et al.*, 1993). A função contrátil do músculo esquelético foi aumentada por inibidores da NOS, ao passo que o NO produzido perto do sarcolema se opõe à força contrátil (Kobzik *et al.*, 1994). Deve ser considerada uma possível contribuição da n-NOS sarcolemal inibida para a locomoção.

Em *conclusão,* os novos e potentes inibidores da NOS, 3-Br-7-NI, TRIM, S-Me-TC e 7-NI, reduzem a atividade locomotora em ratos. Os resultados sugerem uma importância da atividade da NOS e do NO para a locomoção.

5.6 Referências

Abekawa T, Ohmori T, Koyama T. Effect of NO synthase inhibition on behavioral changes induced by a single administration of methamphetamine. *Brain Res* 666:147-150,1994,

Angulo JA, McEwen BS. Molecular aspects of neuropeptide regulation and function in corpus striatum and nucleus accumben. *Brain Res Rev* 19:1-28,1994.

Bland-Ward PA, Moore P.K. Os derivados do 7-Nitro indazol são inibidores potentes das isoformas cerebrais, endoteliais e induzíveis da óxido nítrico sintase. *Life Sci* 57:PL 131-135, 1995,

Calignano A, Persico P, Mancuso F, Sorrentino L. Endogenous nitric oxide modulates morphine-induced changes in locomotion and food intake in mice. *Eur J Pharmacol* 231:415-419, 1993.

Connop BP, Rolfe NG, Boeginan RJ, Jhamandas K, Beninger RJ, Potenciação da toxicidade mediada por NMDA nos neurónios nigrostriatais por uma dose baixa de 7-nitro indazol, *Neuropharmacol* 33 (1994) 1439-1445,1994.

Depoortere H. Neocortical rhythmic slow activity during wakefulness and paradoxical sleep in rats, *Neuropsychobiology* 18:160-168,1987.

Dzoljic E, De Vries R, Dzoljic MR, Effect of new and potent nitric oxide synthase inhibitors on sleep/waking stages and EEG power spectrum in the rat. In: D.G.M. Beersma (Ed.), *Sleep-Wake Research in The Netherlands, EVmkvtijk,* Utrecht, Vol. 71, pp. 53-56,1996.

Dzoljic MR, De Vries R, Van Leeuwen R. Sleep and nitric oxide: effects of 7-nitro indazole, inhibitor of brain nitric oxide synthase. *Brain Res* 718:145-150,1996.

Furfine ES, Hannon MF, Paith JE, Knowles RG, Salter M, Kiff RJ, Duffy C, Hazelwood R, Oplinger JA, Garvey EP. Potent and selective inhibition of human nitric oxide synthase. *J Biol Chem* 269:26677-26683,1994.

Guevara-Guzman R, Emson PC, Kendrick KM, Modulation of in vivo striatal transmitter release by nitric oxide and cyclic GMP. *JNeurochem* 62:807-810,1994.

Hanbauer I, Wink D, Osawa Y, Edelman GM, Gaily JA. Role of nitric oxide in NMDA-evoked release of [3H]-dopamine from striatal slices. *Neuro Rep* 3:409-412,1992.

Handy RLC, Wallace P, Gaffen ZA, Whitehead KJ, Moore PK. The antinociceptive effect of 1-(2-trifluoromethylphenyl)imidazole (TRIM), a potent inhibitor of neuronal nitric oxide synthase *in vitro* in the mouse. *Br J Pharmacol* 116:2349-2350, 1995.

Kobzik L, Reid MB, Bredt DS, Stamler JS. Nitric oxide in skeletal muscle (Óxido nítrico no músculo esquelético). *Nature* 372: 504-505, 1994.

Lonart G, Wang J, Johnson KM. O óxido nítrico induz a libertação de neurotransmissores em fatias do hipocampo. *Eur J Pharmacol* 220:271-272,1992.

Mancuso F, Calignano A, Sorrentino L. Endogenous nitric oxide modulates behavioral effects elicited by substance P in rat, *Eur J Pharmacol* 271:329-333,1994.

Montague PR, Gancayco CD, Winn MJ, Marchase RB, Friedlander MJ. Role of NO production in NMDA recetor-mediated neurotransmitter release in cerebral cortex. *Science* 263:973-977, 1994.

Moore PK, Babbedge RC, Wallace P, Gaffen Z, Hart SL. 7-Nitro indazole, um inibidor da óxido nítrico sintase, exibe atividade anti-nociceptiva no rato sem aumentar a pressão arterial. *Br J Pharmacol* 108:296-

297,1993.

Nakane M, Schmidt HH, Pollock JS, Forstermann U, Murad F. Cloned human brain nitric oxide synthase is highly expressed in skeletal muscle. *FEBS Lett* 316:175-180,1993.

Narayanan K, Spack L, McMillan K, Kilbourn RG, Hayward MA, Masters BS, Griffith OW. S-alquil-L-tiocitrulinas. Potentes inibidores estereosselectivos da óxido nítrico sintase com forte atividade pressora in vivo. *J Biol Chem* 270:11103-11110,1995.

Ohno M, Watanabe S. Nitric oxide synthase inhibitors block behavioral sensitization to methamphetamine in mice. *Eur J Pharmacol* 275:39-44,1995.

Prast H, Philippu A, Nitric oxide releases acetylcholine in the basal forebrain, *Eur J Pharmacol* 216:139-140,1992.

Pudiak CM, Bozarth MA. L-NAME e MK-801 atenuam a sensibilização ao efeito estimulante locomotor da cocaína. *Life Sci* 53:1517-1524,1993.

Quock RM, Nguyen E. Possible involvement of nitric oxide in chlordiazepoxide- induced anxiolysis in mice. *Life Sci* 51:255-260,1992.

Sandi C, Venero C, Guaza C. Diminuição da atividade motora espontânea e da resposta de sobressalto em ratos tratados com inibidores da óxido nítrico sintase. *Eur J Pharmacol* 277:89-97,1995.

Snyder SH, Bredt DS. Nitric oxide as a neuronal messenger. *Trends Pharmacol Sci* 12:125-128, 1991.

Starr MS, Starr BS. As alterações do comportamento motor mediadas pelo recetor NMDA envolvem o óxido nítrico? *Eur J Pharmacol* 272:211-217,1995.

Witkin JM. Blockade of the locomotor stimulant effects of cocaine and methamphetamine by glutamate antagonists. *Life Sci* 53:PL405-410, 1993.

Zhu XZ, Luo LG. Efeito do nitroprussiato (óxido nítrico) na libertação endógena de dopamina em fatias de estriado de rato. *JNeurochem* 59:932-935,1992.

CAPÍTULO 6

ÓXIDO NÍTRICO E ACTIVIDADE NEURONAL
Vigilância e potência do EEG em Rais: Efeitos de inibidores potentes da óxido nítrico sintase neuronal

6.1 Resumo

Examinámos os efeitos de inibidores potentes da n-NOS, o 3-bromo-7-nitro indazol (3-Br-7-NI) e a S-metil-L-tliiocitrulina (S-Me-TC) no comportamento geral, nas fases de vigilância e nos espectros de potência electroencefalográfica (EEG) em ratos. Além disso, estudámos o efeito do 7-iiitro indazol (7-NI) nos espectros de potência do EEG em ratos durante os períodos de luz e de escuridão.

O 3-Br-7-NI induziu ptose e diminuição do sono de ondas lentas e do sono de movimentos oculares rápidos no rato. O 7-NI e o 3-Br-7-NI reduziram a densidade de potência do EEG em todas as bandas de frequência no rato, sugerindo uma depressão da atividade neuronal central. Este efeito do 7-NI foi mais proeminente durante o dia do que durante a noite, indicando uma variação circadiana na resposta da NOS ao inibidor da NOS. A potência do EEG foi mais reduzida na faixa de 7-9 Hz da atividade rítmica lenta (ritmo teta), o que está de acordo com a diminuição da locomoção observada após a administração de inibidores da NOS. Embora o S-Me-TC seja o inibidor mais potente da NOS em experiências in vitro, teve menos efeito sobre a vigilância e a potência do EEG no rato do que outros inibidores da NOS utilizados neste estudo, provavelmente devido à sua curta duração e ao seu efeito de aumento da pressão arterial. Os presentes resultados indicam que o óxido nítrico exerce um efeito excitatório e circadiano nas estruturas neuronais centrais envolvidas na regulação da vigilância.

6.2 Introdução

O NO é uma molécula altamente reactiva produzida pela enzima NOS. Foram isoladas três isoenzimas da NOS, a n-NOS, a e-NOS e a i-NOS. Parece que no cérebro estão presentes todas as três isoenzimas. A e-NOS é expressa nas células endoteliais, mas também foi sugerida a sua distribuição neuronal nos neurónios do hipocampo (Lowenstein, 1995). Além disso, o NO produzido pelas células endoteliais dos microvasos no cérebro pode penetrar no tecido circundante, afectando a atividade neuronal e as funções cerebrais. A i-NOS foi identificada nos astrócitos (Simmons e Murphy, 1992), enquanto a n-NOS (também conhecida como NOS cerebral) foi encontrada em populações distintas de neurónios centrais (Bredt *et al,* 1990). Além disso, a n-NOS foi detectada no sistema nervoso periférico (autónomo/entérico) (Rand e Li, 1995) e em níveis elevados nas fibras de contração rápida no sarcolema (n-NOS sareoleinmal) do músculo esquelético (Nakane *et al.,* 1993).

Relativamente ao papel do NO na vigilância, observámos que o inibidor relativamente fraco e não específico da NOS, N®-monometil-L-arginina (L-NMMA), tinha um efeito promotor do sono no rato (Dzoljic *et al.,* 1994). Um inibidor específico da n-NOS, 7-NI, sem efeito pressor (Moor *et al.,* 1993), induziu uma depressão central proeminente, associada a uma motilidade reduzida, perda do reflexo de endireitamento e perturbação da arquitetura do sono em ratos (Dzoljic *et al.,* 1996). Sugerimos que a sedação ligeira causada pelos inliibidores da NOS pode facilitar o sono, enquanto a depressão central proeminente pode levar à perturbação do padrão de sono. Outros autores observaram uma diminuição do sono de ondas lentas (SWS) em ratos após a administração do inibidor da NOS N^-nitro-L-arginina metil acetato (L-NAME) (Kapas *et al.,* 1994). O L-NAME é um inibidor inespecífico da NOS e um potente agente pressor (Rees *et al.,* 1991). Um aumento da pressão sanguínea pode afetar a vigilância. Um aumento da pressão sanguínea induzido mecanicamente ou por medicamentos hipertensores estimula a vigília (Baustand Heinemann, 1967; Fevcll aud Johnson, 1984; Ebenezer, 1994). Evidentemente, o efeito final do inibidor da NOS sobre a vigília e outras funções centrais pode ser diferente, determinado principalmente pela potência e seletividade do fármaco.

A fim de determinar melhor o papel do NO no SNC, examinámos o efeito de dois inibidores relativamente novos e potentes da n-NOS não derivados do L-Arg, o 3-Br-7-NI e o S-Me-TC, no comportamento geral, no padrão sono/vigília e nos espectros de potência do EEG em ratos. Além disso, examinámos o efeito do 7-NI nos espectros de potência do EEG em ratos, durante os períodos de luz e de escuridão.

O 3-Br-7-NI é um inibidor mais potente da n-NOS do rato do que o 7-NI, mas menos específico (Bland-Ward e Moore, 1995), enquanto o S-Me-TC é o agente inibidor da NOS mais potente descrito até à data (Narayanan e Griffith, 1994) e representa uma nova classe de inibidores da NOS com forte atividade pressora (Frey *et al.*, 1994; Narayanan *et al.*, 1995). Em contraste com os inibidores da NOS derivados do L-Arg, a S-Me-TC não é metabolizada em L-citrulina, um produto que é convertido em L-Arg in vivo e pode sustentar a produção excessiva de NO (Hattori *et al.*, 1994).

6.3 Métodos

6.3.1 Animais

As experiências foram efectuadas em ratos Wistar machos (300-350 g). Os animais foram alojados numa sala com temperatura (21±1 °C), humidade (50±1 %) e luz (06.00-18.00 h) controladas. Os ratos tiveram livre acesso a alimentos e água, antes e durante a experiência.

6.3.2 Procedimento de implantação

Os animais foram anestesiados com pentobarbital (60 mg/kg, intraperitoneal, i.p.) e implantados (estereotaxicamente) com um elétrodo de parafuso de aço inoxidável epidural sobre o córtex parietal (2 mm posterior e 2 mm lateral ao bregma) para registo do EEG. Foram inseridos dois eléctrodos adicionais no músculo do pescoço para registar o eletromiograma (EMG). Um elétrodo de referência (para ligação à terra do animal) foi colocado sobre o córtex frontal por via epidural. Todos os eléctrodos foram fixados num encaixe e fixados ao crânio com cimento dentário. Após a cirurgia, os ratos foram alojados individualmente em gaiolas de perspex (CxLxA: 28x23x30), tendo-lhes sido concedidos 7 dias para recuperação numa sala à prova de som e eletricamente protegida, na qual foram realizadas as experiências com registo EEG/EMG.

6.3.3 Registo de EEG e EMG

Durante os últimos dias do período de recuperação, os animais foram habituados aos cabos de registo durante 3-4 horas por dia. Os indivíduos foram ligados por cabos flexíveis equipados com um conetor giratório, permitindo a livre circulação dos animais. Os sinais EEG e EMG foram registados e amplificados por um polígrafo (Grass 78, Grass Instruments Co., Quincy, Massachusetts, EUA), localizado fora da sala de registo e ligado a um microcomputador 386. O polígrafo foi calibrado para 100 mV/1 cm. A resposta em frequência de meia amplitude foi de 1-100 Hz para o EEG com um filtro seletivo de 50 Hz em cada canal. O registo EEG/EMG teve início no 7° dia após a operação e consistiu numa sessão de 4 horas, das 10.00 às 14.00 horas. O veículo do inibidor da NOS correspondente, utilizado como controlo, foi administrado ao rato no 7° dia após a operação. No dia seguinte (8° dia após a operação) foi administrado o inibidor da NOS correspondente. Os veículos e os inibidores da NOS foram injectados i.p. no final da 1ª hora após a fixação aos cabos. Este período de tempo de 1 h foi indicado como período de adaptação. O período de adaptação foi utilizado para eliminar o fator de stress devido ao manuseamento e à fixação aos cabos, a fim de garantir a estabilidade do registo EEG/EMG. Durante o período de adaptação, o animal não foi tratado com velu'cle ou fármaco e os estádios de vigilância não foram avaliados ou apresentados em figuras. Depois de o animal ter sido injetado com o véu ou com o fármaco (no final do período de adaptação), iniciou-se o registo EEG/EMG durante as 3 horas seguintes, durante as quais foram avaliadas a potência do EEG e os estados de vigilância.

6.3.4 Pontuação do sono

No final do período de recuperação (7.° dia após a cirurgia), o animal foi ligado por um cabo a um conetor rotativo para o registo do EEG e da EMG. A pontuação da fase de sono e de vigília baseou-se na observação visual dos padrões de EEG e EMG. Os registos foram lidos por um investigador experiente e cada período de 10 s foi classificado visualmente como vigília, SWS ou sono de movimento rápido dos olhos (REM). Os estádios de vigilância foram classificados de acordo com critérios previamente publicados (Ursin e Larsen, 1983): vigília com atividade EEG de baixa voltagem; SWS com fusos de sono e ondas lentas de 1-4 c/s; sono REM com EEG de baixa voltagem e baixo tónus muscular do pescoço. A latência da SWS ou a latência do sono REM foi definida como o período de tempo (min) desde a injeção do fármaco até ao primeiro período de

10 s de SWS ou sono REM, respetivamente,

6.3.5 Espectro de pó de EEG! A n á lise

A análise espetral do EEG foi efectuada utilizando uma transformação rápida de Fourier. Os sinais foram registados com o programa de registo multicanal (CAID, Dijkzight, Roterdão). O registo do EEG teve a duração de 3 h e foi digitalizado com uma frequência de amostragem de 150 Hz. Os dados EEG foram agrupados em intervalos de 0,5 a 20,0 Hz. As épocas de artefactos foram excluídas da análise. Devido a variações intra-individuais consideráveis nas densidades absolutas de potência, os valores de potência para cada rato foram expressos em relação ao controlo. No início da condição de autocontrolo (7º dia após a operação), com a duração de 3 h, o rato foi injetado com veículo. O valor da potência média para cada uma das bandas de frequência durante o registo da corrida com veículo (autocontrolo) foi fixado em 100% e foi calculado o desvio percentual correspondente da corrida com droga (dia seguinte, 8º dia após a operação).

Para observar o efeito da 7-NI em ratos durante o período ativo (período escuro, noite) e o período de sono (período claro, dia), a medição da potência do EEG nos animais tratados com veículo (controlo, 30 minutos antes do registo do EEG) começou durante o período escuro (23.00-2.00 h) e continuou com o mesmo procedimento no dia seguinte durante o período claro (11.00-14.00 h). A mesma medição da potência do EEG foi repetida após 5 dias, mas os animais foram tratados com 7-NI (30 min antes do registo do EEG).

6.3.6 Aprovação ética

As experiências e o protocolo deste estudo foram aprovados pela Comissão da Faculdade para experiências, manuseamento e tratamento de animais.

6.3.7 Produtos químicos

O 7-NI *(Lancaster,* Miihlheim am Main, Alemanha) foi suspenso em óleo de arachis por bonificação. O 3-Br-7-NI *(Alexis,* Sissach, Suíça) foi dissolvido em dimetilsulfóxido (DMSO, *Merck,* Hohenbrun, Alemanha), enquanto o solvente para o S-Me-TC *(Bachem,* Bubendorf, Suíça) foi solução salina. As soluções/suspensões de fármacos foram preparadas antes da experiência. As doses dos inibidores da NOS e a duração do período de observação (3 h) foram selecionadas com base em vários critérios: duração do efeito dos inibidores da NOS sobre a NOS in vitro (Babbedge *et al.,* 1993), doses de S-Me-TC para aumentar a pressão arterial (Narayanan *et al.,* 1995) e duração dos efeitos e doses dos inibidores da NOS utilizados nas nossas experiências preliminares de sono em ratos. Todos os fármacos foram administrados por via intraperitoneal (i.p.).

6.3.8 Análise estatística

Os dados foram analisados com software estatístico, comparando os valores médios de potência em cada banda de frequência, utilizando a análise múltipla de variância (MANOVA). As diferenças significativas entre os tratamentos foram ainda avaliadas com o teste / emparelhado.

6.4 Resultados

6.4.1 Efeitos comportamentais

Os ratos foram observados 3 horas após a injeção do medicamento para detetar qualquer comportamento invulgar. Os efeitos comportamentais e no sono do 7-NI em ratos foram descritos anteriormente (Dzoljic *et al.,* 1996, ver introdução). O 3-Br-7-NI (30 mg/kg e 75 mg/kg, $n = 15$) induziu sinais de irritação peritoneal nos ratos (contorção, lambedura do local de administração do fármaco e, ocasionalmente, grasnidos). A administração de DMSO isolado (veliicle, 0,4 ml) induziu o mesmo efeito. Este comportamento durou menos de 30 s. Nos animais tratados com 3-Br-7-Nl (mas não com DMSO isolado), a irritação peritoneal foi seguida de uma postura corporal rígida, diminuição da locomoção e, ocasionalmente, ptose (2 de 8 animais) e perda do reflexo de endireitamento (num caso, corte de 10 s). O S-Me-TC (30 mg/kg, $n = 14$) não afectou o comportamento manifesto.

6.4.2 Vigília e espetro de potência EEG

As alterações na potência do EEG após o solvente (pelo menos nos primeiros 30 minutos) não eram perceptíveis. Se, no período de tempo seguinte, o rato adormecesse, verificava-se um aumento da potência do EEG.

7-NI (50 mg/kg, $n = 5$). À semelhança das nossas observações anteriores (Dzoljic *et al.*, 1996), o 7-NI desnivela a arquitetura do sono nos ratos. O padrão normal de sono/vigília foi substituído por uma diminuição das amplitudes do EEG e por uma depressão comportamental, expressa numa diminuição da locomoção, ptose e perda do reflexo de endireitamento. Uma vez que esta depressão comportamental proeminente não pode ser relacionada com qualquer estádio de vigilância fisiológica, os valores das densidades de potência do EEG após a administração de 7-NI foram expressos em relação às densidades de potência do EEG nas condições de controlo (100%) em que estavam presentes os três estádios de vigilância (vigília, SWS e sono REM). A potência do EEG foi suprimida pelo 7-NI em cada banda de frequência e este efeito estava relacionado com a dose (15-50 mg/kg, $n = 4\text{-}5$ para cada dose, Fig. 6.1).

A diminuição máxima da potência EEG foi registada na banda de frequência teta alta (7-9 Hz). Este efeito do 7-NI (50 mg/kg, $n = 5$) foi mais pronunciado durante o período de luz (11.00-14.00 h) do que durante o período de escuridão (23.00-2.00 h, Fig. 6.2).

O 3-Br-7-NI (30 mg/kg, $n = 5$) diminuiu significativamente a SWS (Fig. 6.3), enquanto a latência da SWS aumentou (75 ± 19 min, contra 23 ± 5,4 min no controlo). Uma vez que o sono REM foi quase abolido (Fig. 6.3), a potência do EEG do sono REM não foi examinada.

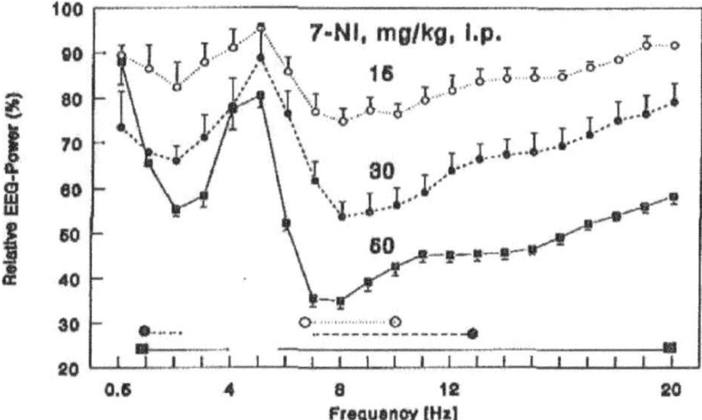

Figi 6.1 As densidades de potência do EEG em ratos (n-4-5 para cada dose) durante o período de registo de 3 h após a administração intraperitoneal (i.p) de7~nitro indazol (7-NI). Todos os valores são expressos em relação às densidades de potência do EEG nas condições de autocontrolo (=100%) durante o período de 3 h. As linhas horizontais na parte inferior do gráfico indicam diferenças significativas em relação ao controlo correspondente (P<0,05). Note-se uma diminuição relacionada com a dose dos espectros de potência do EEG induzida pelo 7-NL

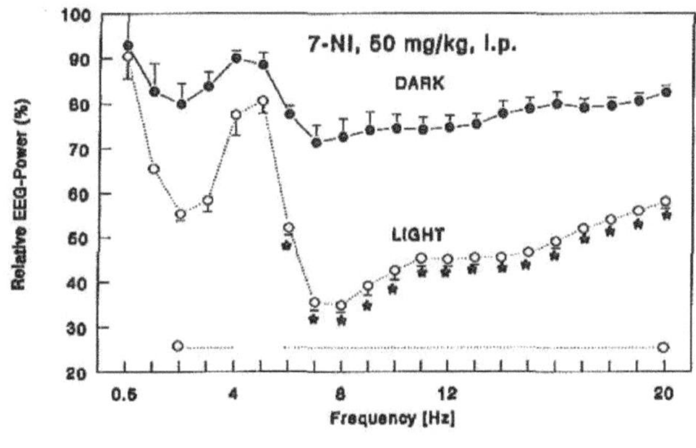

Fig. 6.2 As densidades de potência do EEG em ratos (n=5) após a administração de 7-nitro indazol (7-NI) durante 3 h no período de escuridão (23.00-2.00 h, círculo sólido) e no período de luz (11.00-14.00 h, círculo aberto). A linha horizontal na parte inferior do gráfico indica uma diferença significativa entre os animais tratados com 7-NI durante o período de luz (círculo aberto) e o controlo correspondente (P<0,05). Os asteriscos indicam uma diferença significativa (P<0,05) entre os animais tratados com 7-NI durante o período de luz em relação aos mesmos animais tratados com 7-NI no período de escuridão. Note-se uma diminuição mais proeminente da potência do EEG durante o período de luz em comparação com o período de escuridão.

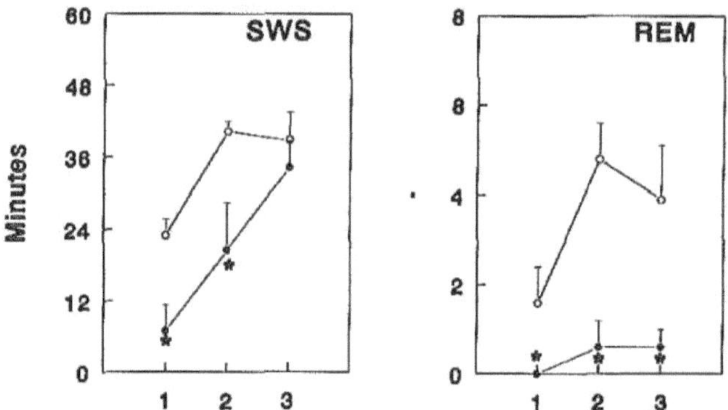

Fig. 6.3 O padrão de sono em ratos (n=5) durante um período de 3 h (em min por h) após a injeção i.p. de 3-bromo 7-nitro indazol (3-Br- 7-NI, 30 mg/kg, círculo sólido) ou veículo (dimetilsulfóxido, círculo aberto). Os asteriscos indicam uma diferença significativa (P<0,05) em relação ao controlo (teste t após MANOVA). Note-se a diminuição dos SB'S nas primeiras duas horas após a administração do fármaco, enquanto o sono REM é quase abolido.

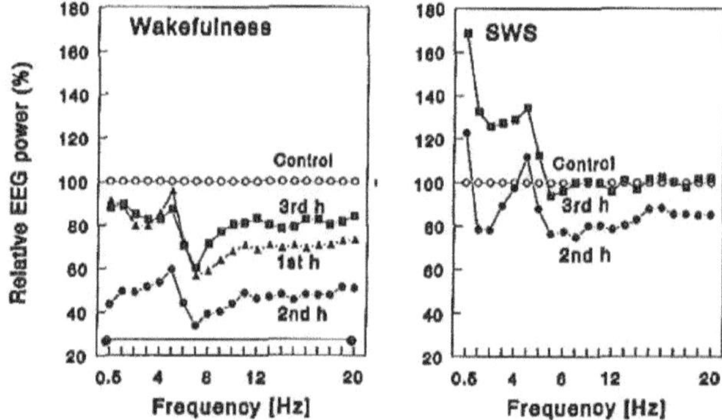

Fig. 6.4 Densidades de potência EEG em ratos (n=3) após administração i.p. de 3-bromo 7-nitro indazol (3-Br-7-NI, 30 mg/kg) ou veículo (dimetilsulfóxido, 0,1 ml). Todos os valores são expressos em relação às densidades de potência do EEG nas condições de controlo (-100%). A linha horizontal na parte inferior da figura da esquerda indica uma diferença significativa em relação ao controlo (P<0,05) durante a 2ª hora de registo do EEG (círculo sólido). O período sem dormir, caracterizado por uma atividade comportamental reduzida (ver resultados e discussão), é indicado como Vigília. Note-se uma diminuição significativa dos espectros de potência do EEG durante a vigília (particularmente na banda de frequência de 7-9 Hz), sem alterações significativas nos espectros de potência do EEG da SWS.

Nos animais não adormecidos, o padrão EEG/EMG dominante era de excitação (amplitudes EEG baixas e amplitudes EMG elevadas) e o comportamento deprimido, tal como descrito acima (diminuição da locomoção e, ocasionalmente, ptose e perda do reflexo de endireitamento). A potência do EEG diminuiu em cada intervalo de frequência durante o EEG de vigília, particularmente durante a segunda hora após a administração do fármaco, mas não foram observadas alterações significativas nos espectros de potência do EEG da SWS (Fig. 6.4).

A S-Me-TC (30 mg/kg, n = 6) não teve qualquer efeito sobre o SWS ou o sono REM e as densidades de potência do EEG durante a vigília e o SWS diminuíram, mas não significativamente (Fig. 6.5).

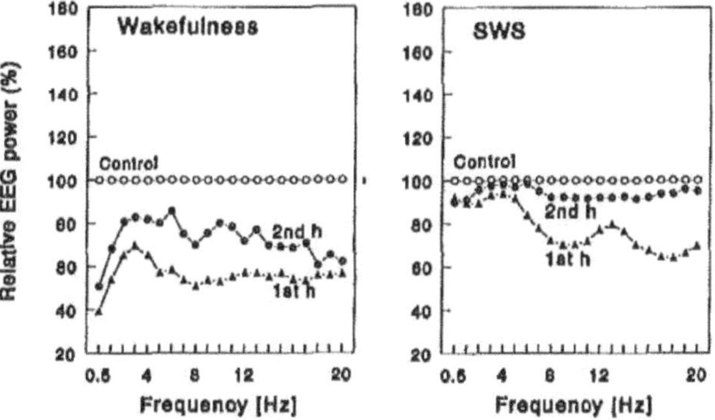

Fig. 6.5 Densidades de potência EEG em ratos (n=6) em vigília e sono lento *(SfVS) após administração i.p. de S-metil-L-tiocitrulina (S-Me-TC, 30 mg/kg, círculo sólido ou triângulo) ou veículo (solução salina, 0,5 ml, i.p., círculo aberto). Note-se uma tendência (não significativa) para a diminuição da potência EEG.*

6.5 Discussão

A principal descoberta deste estudo é que os inibidores da NOS, 7-NI e 3-Br-7-NI (mas não S-Me-TC) diminuíram a potência do EEG em ratos. Além disso, o 3-Br-7-NI reduziu as fases do sono. No que diz respeito às fases do sono e à potência do EEG, um período de não sono após a administração de inibidores da NOS derivados do indazol (7-NI e 3-Br-7-NI) foi caracterizado por um padrão EEG/EMG semelhante ao da excitação (amplitudes EEG baixas e amplitudes EMG elevadas) e uma atividade comportamental reduzida (diminuição da locomoção e perda ocasional do reflexo de endireitamento e ptose). Evidentemente, os inibidores da NOS derivados do indazol diminuíram o sono, mas não aumentaram a vigília. Assim, um padrão EEG/EMG do tipo excitação não foi associado ao comportamento de vigília, sugerindo uma dissociação entre o padrão EEG/EMG e o comportamento. Além disso, a potência do BEG foi suprimida em cada faixa de freqüência pelos inibidores da NOS, 7-NI e 3-Br-7-NI. No entanto, este efeito foi mais proeminente na banda de frequência Irigh theta (7-9 Hz). A alta frequência do ritmo teta em ratos está associada à locomoção e a movimentos voluntários (Depoortere, 1987). A diminuição do ritmo teta alto é consistente com a redução da locomoção, observada neste estudo após a administração de inibidores da NOS. Embora tenha sido observada uma diminuição da potência do EEG durante a dessincronização e a excitação comportamental em animais tratados com cocaína ou d-anfetamina (Ferger *et al.,* 1994), a redução generalizada da potência do EEG associada a um comportamento depressivo (diminuição da locomoção, Capítulo 5; perda do reflexo de endireitamento e ptose, Dzoljic *et al.,* 1996) reflecte mais a depressão central do que a excitação. A depressão da atividade neuronal em várias regiões do cérebro leva à diminuição das entradas corticais e hipocampais. A redução da entrada no hipocampo resulta numa diminuição da atividade teta, enquanto a diminuição da atividade aferente cortical provoca uma diminuição da potência do EEG noutras bandas de frequência. As alterações qualitativas na potência do EEG induzidas por cada um destes dois inibidores da NOS derivados do indazol são semelhantes ao efeito de doses elevadas de álcool (0,75 mg/kg, i.p., Ehlers *et al.,* 1992) ou de benzodiazepinas (3 mg/kg, i.p., Glatt *et al.,* 1983) em ratos. Por conseguinte, uma depressão central proeminente conduz à redução da atividade locomotora e à perturbação da arquitetura normal do sono. A depressão central induzida pelos inibidores da NOS derivados do indazol é coerente com a atividade anticonvulsivante do 7-NI (Van Leeuwen *et al.,* 1995) e de outros inibidores da NOS utilizados neste estudo (Capítulo 4).

É interessante notar que a depressão da potência do EEG pelo 7-NI é menos proeminente durante o período de escuridão (período ativo do rato) do que durante o período de luz. Nos ratos tratados com veículo (controlo), não encontrámos uma diferença significativa entre os espectros de potência do EEG no claro e no escuro, provavelmente devido à comparação de períodos de tempo relativamente curtos do dia e da noite (3 h cada). De qualquer forma, parece improvável que as diferenças nos espectros de potência do EEG no período claro e no período escuro possam ser a razão para os diferentes efeitos dos inibidores da NOS na fase clara e na fase escura. No entanto, foi referido que a atividade da NOS no cérebro do rato é mais elevada durante a fase escura do que durante a fase clara (Kapas *et al.*, 1995). A ideia da dependência circadiana da atividade da NOS pode ainda ser apoiada pela observação recente de que a quantidade de n-NOS na glândula pineal do rato é regulada pelas condições de iluminação ambiental (Spessert *et al.*, 1995). A elevada atividade da NOS nos ratos durante a fase escura, com o correspondente aumento fisiológico da produção de NO, é provavelmente mais resistente aos inibidores da NOS durante a noite do que durante o dia. Além disso, estes resultados sugerem um possível envolvimento do NO na atividade neuronal circadiana.

No que respeita à diferença entre os inibidores da NOS, parece claro que o 7-NI exerce um efeito comportamental mais proeminente nos ratos (Dzoljic *et al.*, 1996) do que o 3-Br-7-NI (presente estudo). Isto deve-se provavelmente à diferença nas doses utilizadas (50 mg/kg de 7-NI, peso molar 160, versus 30 mg/kg de 3-Br-7-NI, peso molar 242), mas também à seletividade menos significativa da isoforma NOS do 3-Br-7-NI, em comparação com o 7-NI (Bland-Ward e Moore, 1995). No entanto, é mais interessante o facto de o S-Me-TC, conhecido como o inibidor mais potente da NOS *em* experiências *in vitro* (Narayanan *et al.*, 1995), ser menos eficaz nas nossas experiências *in vivo*, em comparação com os outros dois derivados do indazol. As diferenças quantitativas entre o 7-NI e o S-Me-TC não puderam ser explicadas por diferenças de dose, uma vez que as doses foram as mesmas (30 mg/kg) e ambos os fármacos têm um peso molar semelhante (242/266). É mais provável que as diferenças entre estes inibidores da NOS se devam a caraterísticas farmacocinéticas diferentes (absorção, ligação às proteínas, penetração no cérebro, biotransformação in vivo) ou a propriedades farmacodinâmicas diferentes dos derivados do indazol e da tiocitrulina. A este respeito, a S-Me-TC exerce uma atividade pressora mais potente (Narayanan *et al.*, 1995) do que os derivados do indazol. O aumento da pressão sanguínea induzido mecanicamente (por oclusão da aorta torácica) ou por agentes hipertensores (vasopressina) estimula a vigília (Baust e Heinemann, 1967; Fevell e Johnson, 1984; Ebenezer, 1994). Foi sugerido que a excitação cortical pode ser induzida por impulsos aferentes de pressorreceptores (Bowes *et al.*, 1981). Evidentemente, um aumento da pressão arterial sistémica e uma redução do fluxo sanguíneo cerebral local (Tanaka, 1991), ambos devidos à inibição da e-NOS, podem reduzir significativamente a oxigenação e a perfusão do tecido neuronal. Isto pode afetar a reatividade neuronal no SNC e o desenvolvimento do estádio de vigilância correspondente. Assim, um efeito de excitação da hipertensão após a inibição da e-NOS pode opor-se a uma depressão central induzida pela inibição da n-NOS. Por conseguinte, os inibidores da n-NOS derivados do indazol, que não afectam significativamente a pressão sanguínea sistémica, podem ter um efeito qualitativamente diferente na vigilância do que a S-Me-TC derivada da citrulina (ou os inibidores da NOS derivados do L-Arg) com uma atividade pressora proeminente. A duração da hipertensão induzida pela S-Me-TC foi de apenas 20 minutos (Narayanan *et al.*, 1995). Isto indica que o inibidor mais potente da NOS tem um efeito relativamente curto, provavelmente devido à reversibilidade da inibição da n-NOS pela S-Me-TC. Esta ideia é apoiada por experiências *in vitro* em que foi demonstrada uma reversibilidade da inibição da n-NOS induzida pela S-Me-TC. Se a mistura de n-NOS inibida por S-Me-TC fosse deixada em repouso com excesso de L-Arg durante 5 minutos ou mais, a atividade substancial da NOS era recuperada, atingindo o valor normal em 10-15 minutos (Frey *et al.*, 1994). Isso pode explicar pequenas alterações na potência cumulativa do EEG de 3 horas após a S-Me-TC. Além disso, a S-Me-TC, como o inibidor mais potente da NOS, anula mais completamente o mecanismo de feedback negativo exercido pelo NO sobre os receptores NMDA (Izumi *et al.*, 1992). A ativação dos receptores NMDA e a transmissão correspondente podem levar ao aumento da excitação e da excitação neuronal.

Relativamente à especificidade dos novos inibidores da NOS, não se pode excluir o envolvimento de alguns efeitos adicionais inespecíficos não relacionados com a síntese da NOS, sobretudo quando são utilizadas doses elevadas. Experiências recentes de Connop e col. (1994) mostraram uma inibição máxima da

NOS nigral e cerebelar (80/96 %) em ratos por 7-NI (20 mg/kg, i.p.). Os animais foram sacrificados 30 minutos após a administração de 7-NI. Isto levanta a questão de saber se os efeitos de doses mais elevadas de 7-NI estão relacionados com a inibição da NOS. A inibição da NOS é reversível e o nosso período pós-injeção foi de 3 h. Por conseguinte, não foi possível excluir a possibilidade de níveis diferentes da atividade da NOS em vários intervalos de tempo, após diferentes doses de 7-NI. Por conseguinte, é de esperar que uma dose baixa de 7-NI (15 mg/kg) induza uma duração mais curta da inibição máxima da NOS do que doses elevadas de 7-NI (30-50 mg/kg). Embora não existam provas de um efeito não específico do 7-NI ou de outros inibidores da NOS utilizados neste estudo, a interpretação dos efeitos destes novos fármacos e o papel do NO nos fenómenos observados necessitam de uma verificação adicional.

Concluindo, os inliibidores da NOS derivados do indazol (7-NI, 3-Br-7-NI) induziram uma depressão central da atividade neuronal com uma diminuição da potência do EEG, conduzindo a uma perturbação da arquitetura normal do sono e a um comportamento deprimido (redução da locomoção e perda ocasional do reflexo de endireitamento e da ptose). O efeito do 7-NI é menos proeminente durante o período de escuridão, indicando uma ritmicidade circadiana na resposta da NOS aos inibidores da NOS. A depressão comportamental e a redução da potência do EEG pelo inibidor da NOS derivado da citrulina S-Me-TC são menos proeminentes. Tal deve-se provavelmente à inibição totalmente reversível e de curta duração da NOS pelo S-Me-TC, ao aumento proeminente da pressão sanguínea sistémica e à redução do bloqueio de retroalimentação negativa do NMDA pelo NO, o que conduz a um efeito indutor de excitação. Sugerimos que o NO neuronal cerebral exerce um efeito excitatório e circadiano nas estruturas neuronais envolvidas na regulação da vigilância.

6.6 Referências

Babbedge RC, Bland-Ward PA, Hart SL, Moore PK. Inibição da óxido nítrico sintase cerebelar do rato pelo 7-nitro indazol e indazóis substituídos relacionados. *Br J Pharmacol* 110:225-228,1993.

Baust W, Heinemann H. The role of baroreceptors and blood pressure in the regulation of sleep and wakefulness (O papel dos barorreceptores e da pressão sanguínea na regulação do sono e da vigília). *Exp Brain Res* 3:12-24,1967,

Bland-Ward PA, Moore PK. Os derivados do 7-Nitro indazol são inibidores potentes do cérebro, do endotélio e da isofómica induzível da óxido nítrico sintase. Life Sci 57:pp.PL131-135, 1995.

Bowes G, Townsend ER, Bromwley SM, Kozar LF, Phillipson EA (1981) Role of carotid body and of vagal stimuli in the arousal response to airway oclusion in sleeping dog. *Amer Rev Resp Dis* 123:644-647,1995.

Bredt DS, Hwang PM, Snyder SH. Localization of nitric oxide synthase indicating a neural role for nitric oxide. *Nature* 347:768-770,1990.

Connop BP, Rolfe NG, Boegman RJ, Jhainandas K, Beninger RJ. Potenciação da toxicidade mediada por NMDA nos neurónios nigrostriatais por uma dose baixa de 7-nitro indazol. *Neuropharmacol* 33:1439-1445,1994.

Depoortere H. Atividade rítmica lenta neocortical durante a vigília e o sono paradoxal em ratos. *Neuropsychobiol* 18:160-168,1987.

Dzoljic MR, De Vries R. Nitric oxide synthase inhibition reduces wakefulness, *Neuropharmacol* 33:1505-1509, 1994.

Dzoljic MR, Van Leeuwen R, Van Vries R. Sleep and nitric oxide: effect of 7-nitro indazole-inhibitor of brain nitric oxide synthase. *Brain Res* 718:145-150,1996.

Ebenezer IS. Os efeitos da administração subcutânea de arginina-8-vasopressina no eletroencefalograma de ratos conscientes são mediados por receptores periféricos de vasopressina $V_($. *Methods Find Exp Clin Pharmacol* 16:315-321,1994.

Ehlers CL, Kaneko WM, Wall TL, Chaplin RI. Effects of dizocilpine (MK-801) and ethanol on the EEG and event related potentials (ERPS) in rats. *Neuropharmacol* 31:369-378,1992.

Ferger B, Krof W, Kuschinsky K. Studies on electroencephalogram (EEG) in rats suggest that moderate doses of cocaine or ^-amphetamine activate D, rather than D_2 receptors. *Psychopharmacology* 114:297-308,1994.

Fevell JE, Johnson P. Acute increases in blood pressure cause arousal from sleep in Iambs. *Brain Res* 311:259-265,1984.

Frey C, Narayanan K, McMillan K, Spack L, Gross SS, Masters BS, Griffith OW. L-thiocitrulline. Um inibidor estereoespecífico e de ligação ao heme das sintases do óxido nítrico. *J Biol Chern* 269:26083-26091,1994.

Glatt A, Duerst T, Mueller B, Demieville H. EEG Evaluation of drug effects in the rat. *Neuropsychobiol* 9:163-166,1983.

Hattori Y, Campbell EB, Gross SS. O mRNA e a atividade da argininosuccinato sintetase são induzidos por imunoestimulantes no músculo liso vascular. Papel na regeneração da arginina para a síntese de óxido nítrico. *J Biol Chern* 269:9405-9408,1994.

Izumi Y, Clifford DB, Zorumski CF. Inibição da potenciação a longo prazo pela libertação de óxido nítrico mediada por NMDA. *Science* 257:1273-1276,1992.

Kap6s L, Fang J, Krueger JM. Inhibition of nitric oxide synthesis inhibits rat sleep. *Brain Res* 664:189-196,1994.

Kapiis L, Ayers NA, Krueger, JM. Circadian variation in brain nitric oxide synthase activity. *Sleep Res* 24A: 106,1995.

Lowenstein CJ. Óxido nítrico sintase: produção de um mensageiro radical. *Transduction Laboratories Insights* 1:8-9,1995.

Moore PK, Babbedge RC, Wallace P, Gaffen ZA, Hart SL. 7-Nitro indazole, um inibidor da óxido nítrico sintase, exibe atividade anti-nociceptiva no rato sem aumentar a pressão sanguínea. *Br J Pharmacol* 108:296-297,1993.

Nakane M, Schmidt HH, Pollock J, Forstermann U, Murad F, Cloned human brain nitric oxide synthase is highly expressed in skeletal muscle. *FEBSLett* 316:175-180,1993.

Narayanan K, Griffith OW. Synthesis of L-thiocitrulline, L-homothiocitnilline, and S-methyi-L-thiocitrulline: A new class of potent nitric oxide synthase inhibitors, *J Med Chem* 37:885-887,1993.

Narayanan K, Spack L, McMillan K, Kilbourn RG, Hayward MA, Masters BSS, Griffith OW. S-alquil-L-tiocitrulinas. *J Biol Chem* 270:11103-11110,1995.

Rand MJ, Li CG. Nitric oxide in the autonomic and enteric nervous systems. In: Vincent S (ed) Nitric oxide in the nervous system. *Academic Press,* pp 227-279,1995.

Rees DD, Palmer RMJ, Moncada S. Role of endothelium-derived nitric oxide in the regulation of blood pressure. *Proc Natl Acad Sci USA* 86:3375-3378,1991.

Simmons ML, Murphy S. Induction of nitric oxide synthase in glial cells. *J Neurochem* 59:897-905, 1992.

Spessert R, Layes E, Schollmayer A, Reuss S, Vollrath L. Na glândula pineal, mas não no núcleo supraquiasmático, a quantidade de óxido nítrico sintase neuronal constitutiva é regulada pelas condições de iluminação ambiental. *Biochem Biophys Res Commun* 212:70-76,1995.

Tanaka K, Gotoh F, Gomi S, Takashima S, Mihara B, Shirai T, Nogawa S, Nagata E, Inhibition of nitric oxidase synthesis induced a significant reduction in local cerebral blood flow in the rat. *Neurosci Lett* 127:129-132,1991.

Ursin R, Larsen M. Increased sleep following intracerebroventricular injection of the delta sleep-inducing peptide in rats. *NeurosciLett* 40:145-149,1983.

Van Leeuwen R, De Vries R, Dzoljic MR. O 7-Nitro indazol, um inibidor da óxido nítrico sintase neuronal, atenua as convulsões induzidas pela pilocarpina. *Eur J Pharmacol* 287:211-213,1995.

CAPÍTULO 7

ÓXIDO NÍTRICO E MEDICAMENTOS DE ACÇÃO CENTRAL

Níveis de óxido nítrico no cérebro: Efeitos diferentes dos fármacos hipnóticos e analépticos

7.1 Resumo

As concentrações de óxido nítrico no córtex frontal de ratos anestesiados foram medidas utilizando um sensor eletroquímico, antes e depois da administração intraperitoneal (i.p.) de uma droga hipnótica (pentobarbital, 20-40 mg/kg) ou de um agente convulsivo (pentilenotetrazol, 50 mg/kg). A concentração de NO foi diminuída pelo pentobarbital, enquanto foi aumentada pelo pentilenotetrazol. Estes resultados indicam que o NO endógeno pode estar envolvido no mecanismo de ação dos fármacos hipnóticos e epilépticos. Isto sugere ainda que as concentrações de NO no cérebro humano podem diminuir após a terapia com fármacos hipnóticos ou antiepilépticos e aumentar durante ataques epilépticos ou administração de fármacos excitatórios do tipo anfetaminas. Conclui-se que o NO central é um importante transmissor neuroexcitatório endógeno envolvido na suscetibilidade a convulsões e na atividade de alguns fármacos de ação central, como os hipnóticos e os analépticos.

7.2 Introdução

O óxido nítrico (NO) exerce um efeito significativo sobre a excitabilidade neuronal no cérebro, libertando três neurotransmissores excitatórios centrais principais, ASP, GLU e NA (Guevara-Guzman *et al.*, 1994; Montague *et al.*, 1994). Vários estudos parecem indicar que o NO afecta o limiar das convulsões, mas os resultados são ainda controversos. Estão descritos efeitos pró-convulsivos (Osonoe *et al.*, 1994; Van Leeuwen *et al.*, 1995; Capítulo 4) e anticonvulsivos (Starr e Starr, 1993; Maggio *et al.*, 1995) do NO. No entanto, no que respeita às fases de vigilância, os resultados são mais consistentes, indicando um efeito excitatório do NO. Foi referido que ocorre uma diminuição significativa dos níveis centrais de NO durante o sono de ondas lentas e que concentrações mais elevadas de NO estão associadas a um aumento da atividade neuronal, como na vigília ou no movimento rápido dos olhos (Burletef *al.*, 1995; Williams *etal.*, 1997). Além disso, Kapas *et al.* (1995) verificaram que a atividade da NOS no cérebro do rato é mais elevada durante a fase escura (período predominantemente ativo nos roedores) do que na fase clara (período predominantemente de sono). Estes resultados são coerentes com os nossos resultados anteriores que demonstram uma diminuição dos níveis centrais de NO após a administração de inibidores da NOS, que é acompanhada por uma depressão de várias formas de atividade neuronal e comportamental central, como a diminuição do estado de vigília (Dzoljic e de Vries, 1994), a perda do reflexo de endireitamento (Dzoljic *et al.*, 1996), a inibição da locomoção (capítulo 5) e a redução da potência do EEG (capítulo 6).

A descrição acima sugere que a depressão central pode estar associada a uma diminuição da concentração de NO no cérebro, enquanto se pode esperar um aumento dos níveis de NO no cérebro durante a neuroexcitação central. A fim de fornecer dados para esta hipótese, medimos as concentrações cerebrais de NO durante a depressão central e a excitação induzidas por medicamentos.

7.3 Métodos

7.3.1 Animais e cirurgia

Ratos Wistar machos (340-360 g, 11=20), divididos em 4 grupos iguais, foram anestesiados (Hypnorm^R, 0,15 ml/kg, i.p.) e ventilados artificialmente com uma frequência de 70/min. As experiências foram realizadas na sala de laboratório com temperatura constante (21,0±1,0 °C), enquanto a temperatura rectal dos animais foi mantida a 37,0±0,5 °C com uma almofada de aquecimento. A cabeça do animal foi montada no suporte estereotáxico para cabeça e foi efectuado um orifício na região frontal direita do crânio. Depois de a dura-máter ter sido cortada, foi implantado um sensor para a deteção de NO, de forma estereotáxica, perpendicularmente no córtex direito, nas coordenadas: 2,0 mm lateral, 2,0 mm anterior ao bregma e 2,0 mm abaixo da dura-máter. Um elétrodo de terra foi colocado subcutaneamente no pescoço do animal. A fim de evitar convulsões manifestas, os ratos tratados com pentilenotetrazol foram injectados com d-tubocurarina (0,1 mg/kg, i.p.), 10 minutos antes do pentilenotetrazol.

7.3.2 Deteção de NO

Os métodos electroquímicos que utilizam sensores amperométricos têm sido frequentemente utilizados para detetar alterações quantitativas dos níveis cerebrais de NO *in vivo* em várias espécies, incluindo o rato (Malinski *et al.*, 1993; Burlet *et al.*, 1995; Williams *et al.*, 1997). Neste estudo, portanto, também empregámos uma abordagem experimental semelhante, utilizando o medidor de NO *(ISO-NO Mark II)* com um micro-sensor amperométrico *(ISO-NOP 200;* ambos da World Precision Instrument, Inc, Sarasota FL, EUA), em que a oxidação do NO é convertida em corrente eléctrica para a medição do NO. O *micro-sensor* (diâmetro da ponta: 200 pm) é uma combinação de eléctrodos, que não necessita de um elétrodo de referência externo para ser utilizado. Tem um limite de deteção de 10 nM de NO. Os eléctrodos do micro-sensor estão separados do ambiente externo por uma membrana polimérica permeável ao gás sobre a extremidade de uma manga. Os eléctrodos estendem-se ligeiramente para fora da manga, esticando a membrana. A integridade da membrana que cobre a extremidade da sonda do sensor foi regularmente verificada através da imersão da sonda numa solução salina forte (1 M). Se a corrente observada após alguns minutos em solução salina não estivesse fora da escala, a membrana era considerada normal. O elétrodo foi calibrado diariamente antes de cada experiência, medindo a corrente gerada por 10 pm de NO numa solução aquosa, preparada pela adição de uma solução saturada de NO a 120 ml de solução salina. A solução aquosa de NO foi preparada sob uma atmosfera inerte rigorosa e armazenada num frasco de vidro com um espaço de cabeça muito pequeno. A sensibilidade média do sensor foi de 1,1 pA/nM de variação da concentração de NO.

A fim de remover as partículas de tecido que se podem acumular na membrana, a ponta foi limpa após cada utilização, mergulhando-a em água destilada durante 30 minutos. Após a implantação do sensor no córtex frontal do rato anestesiado e a sua ligação ao medidor ISO-NO, a corrente medida foi registada num registador gráfico ligado a um amplificador. O registo da corrente continuou até à estabilização da corrente (níveis de NO), normalmente durante um período de 1-2 horas. A estabilização dos níveis de NO foi definida quando, durante um período de 15 minutos, as oscilações de corrente foram inferiores a 10%.

Depois de atingida a linha de base do NO, os animais foram injectados i.p. com fármacos ou veículo. O registo da corrente continuou durante os 60 minutos seguintes. As concentrações de NO para cada experiência foram calculadas comparando a corrente medida a partir da curva amperométrica experimental com a corrente obtida após a calibração com a solução de NO. Devido a variações intra-individuais apreciáveis nas concentrações absolutas de NO, os dados foram expressos em percentagem dos respectivos valores de base. Após a conclusão das experiências, os animais foram mortos com uma overdose de pentobarbital sódico.

7.3.3 Avaliação estatística

A ANOVA seguida do teste de comparação múltipla de Dunnett foi efectuada em cada momento para determinar quando foi observada uma diferença significativa (P<0,05).

7.3.4 Drogas

Hypnorm[R] (citrato de fentanilo 0,315 mg/ml e fluanisona 10 mg/ml, Janssen), Narcovet[R] (pentobarbital sódico 60 mg/ml, Arnhem), pentilenotetrazol (dissolvido em NaCl a 0,9%, Sigma) e d-tubocu ratina (ampolas, Sigma). Foram preparadas soluções frescas de fármacos antes de cada experiência. O pentobarbital foi administrado em doses (20-40 mg/kg) que são conhecidas por exercerem efeitos hipnóticos e anticonvulsivos no rato. Utilizámos apenas uma dose de pentilenotetrazol (50 mg/kg), que é conhecido por induzir convulsões epilépticas clónico-tónicas. Em experiências preliminares, a dose baixa subconvulsiva de pentilenotetrazol (25 mg/kg) não teve qualquer efeito e, por conseguinte, foi descartada em estudos posteriores.

7.3.5 Aprovação ética

O protocolo experimental deste estudo foi aprovado pela Comissão de Experimentação, Manuseamento e Tratamento de Animais da Faculdade.

7.4 Resultados

As concentrações de NO no córtex cerebral frontal de ratos anestesiados durante o período de base na *estabilização* situaram-se entre 0,5 e 4,6 pM (média±S.E.M. 2,2±1,3 pM). Nos animais de controlo injectados com *veículo* (0,5 ml de solução salina, n=5), ocorreu um declínio lento mas não significativo dos níveis cerebrais de NO durante as I[s] ' h. No entanto, o declínio das concentrações de NO continuou, atingindo nas nossas experiências preliminares o nível de significância nas horas seguintes, até os animais morrerem espontaneamente. Por conseguinte, a comparação entre as concentrações de NO nos ratos de controlo (tratados com veículo) e nos animais tratados com o fármaco limitou-se aos primeiros 60 minutos após a injeção de dnig. Como se mostra na Fig. 7.1, o tratamento com pentobarbital (20 ou 40 mg/kg, cada grupo n=5) induziu uma diminuição significativa e dependente da dose do NO

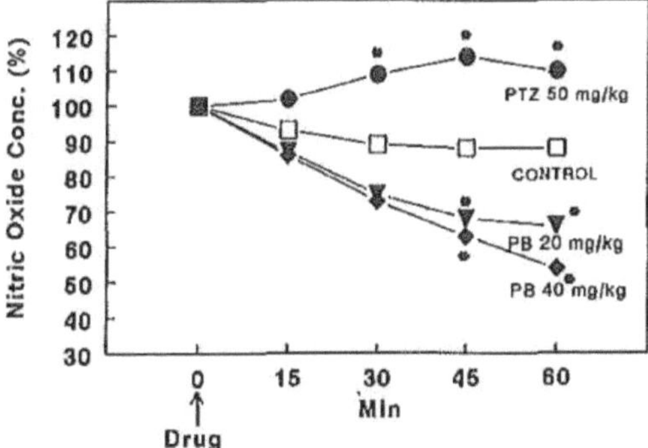

Figura 7.1 Concentrações de NO no córtex frontal de ratos anestesiados, antes (t~0) e após a administração i.p. de ou veículo (controlo, 0,5 ml de solução salina) pentobarbital (PB, 20 ou 40 mg/kg) ou pentilenotetrazol (PTZ, 50 mg/kg); n=5 em cada grupo. As concentrações de NO, medidas por um micro-sensor eletroquímico, são expressas em percentagem do respetivo valor de base. Os fármacos ou o veículo foram administrados (a 0 min) após a estabilização da corrente de NO (ver Materiais e Métodos). Os asteriscos representam diferenças significativas em comparação com o controlo (P<0,05, ANOVA seguido do teste de Dunnett). Note-se uma diminuição dose-dependente das concentrações de NO após a administração de pentobarbital e uma elevação dos níveis de NO induzida pelo pentilenotetrazol.

em comparação com o grupo de controlo. Em contraste, o pentilenotetrazol (50 mg/kg, n=5) aumentou os níveis cerebrais de NO, atingindo significância (P<0,05) em relação ao grupo de controlo após 30 min (Fig. 7.1). Quando a ANOVA alcançou significância (30 min, F=13,10; 45 min, F=23,94; 60 min, F=28,42), seguiu-se o teste de Duimett. A significância para o pentilenotetrazol foi observada aos 30 minutos (d-16,94), enquanto a significância para ambas as drogas, pentilenotetrazol e pentobarbital, foi alcançada aos 45 minutos (d-17,45) e 60 minutos (d-16,96),

7.5 Discussão

As concentrações basais de NO registadas no córtex frontal do rato neste estudo ($\sim$10^{16} M) estão correlacionadas com as concentrações de NO encontradas no córtex frontal do rato durante o ciclo sono-vigília (Burlet *et al.*, 1995) e no córtex parietal do rato durante a oclusão da artéria cerebral média (Malinski *et al.*, 1993; Zhang *et al.*, 1995). No entanto, nestes dois últimos estudos, as concentrações basais de NO eram mais baixas ($\sim$10^{18} M), em comparação com os níveis basais de NO encontrados no nosso estudo. Isso pode ser devido a diferentes condições experimentais, como diferentes anestésicos usados (fentanil e fluanisona em nosso estudo versus cetamina e xilazina), diferentes níveis de anestesia com a correspondente diferença no fluxo sanguíneo cerebral (que afeta a atividade da NOS) e/ou diferente localização do eletrodo de trabalho (córtex frontal em nosso estudo versus córtex parietal). É interessante notar que houve um declínio espontâneo da concentração de NO (não significativo nas 1st h de registo), que se tornou mais proeminente nas horas seguintes, antes da morte espontânea dos animais. A diminuição espontânea do NO cerebral nos animais de controlo deve-se provavelmente à anestesia aplicada (Alimoff e Miller, 1993; Tobin *et al.*, 1994) e ao subsequente declínio das funções vitais e do fluxo sanguíneo central.

A principal conclusão deste estudo é que os fármacos hipnóticos e excitatórios afectam as concentrações cerebrais de NO de forma oposta. O pentobarbital diminuiu, enquanto o pentilenetetrazol aumentou os níveis de NO no cérebro cortical. O mecanismo das interações entre estes fármacos e o NO não é claro, mas podem ser consideradas algumas possibilidades.

Sabe-se que os barbitúricos inibem a libertação de EAA, GLU e ASP (Alifimoff e Miller 1993) e reduzem a sensibilidade dos neurónios cerebrais ao GLU (Galindo, 1969). Isto indica que os barbitúricos podem inibir a síntese de NO através da redução dos níveis de GLU e da sua atividade nos tecidos cerebrais. Esta hipótese é apoiada pela constatação de que os barbitúricos reduzem a formação de GMPc em muitas regiões do cérebro (Kant *et al.*, 1980). Sabe-se que uma diminuição da concentração sináptica de GLU conduz a uma redução da excitabilidade dos receptores NMDA e do influxo de Ca^2 * nas células neuronais. Estas alterações reduziriam a atividade cerebral da NOS, a libertação de NO e, consequentemente, a formação de GMPc, que se sabe ser regulada pelo NO (Garthwaite 1991). Além disso, a correspondente diminuição dos efeitos excitatórios do NO pode modular a vigilância e a excitabilidade neuronal (ver Introdução). Evidentemente, o sistema NO é um fator adicional que pode contribuir (juntamente com a ativação do sistema inibitório GABA induzida pelo barbitúrico) para o mecanismo de ação hipnótica do pentobarbital e, provavelmente, de outros sedativos/hipnóticos e anticonvulsivantes.

Em relação ao pentilenotetrazol, foi demonstrado que o seu efeito proconvulsivo está associado à ativação dos receptores NMDA e a um aumento dos níveis de GMPc no cérebro (Moncada *et al.*, 1991). A ativação dos receptores NMDA leva a uma estimulação da atividade da NOS e à libertação de NO (Garthwaite, 1991), o que pode esclarecer as concentrações elevadas de NO (e de GMPc) após a administração de pentilenotetrazol. Isto implica que o sistema de NO excitatório ativado pode contribuir para a excitabilidade neuronal induzida pelo pentilenotetrazol. Deve ser considerado um possível envolvimento da via do NO na ação de outros analépticos, por exemplo, fármacos semelhantes à anfetamina. Um efeito menos proeminente do pentilenotetrazol nos níveis cerebrais de NO, em comparação com o efeito oposto do pentobarbital, deve-se provavelmente à utilização de animais anestesiados neste estudo. Os anestésicos podem bloquear a transmissão glutaminérgica (Alimoff e Miller, 1993). Assim, podem atenuar indiretamente a ativação dos receptores NMDA induzida pelo pentilenotetrazol e a correspondente atividade da NOS e libertação de NO. As experiências em animais não anestesiados podem esclarecer melhor o papel do NO cerebral no mecanismo de ação dos fármacos de ação central.

Em *conclusão,* os resultados mostram que as concentrações de NO no córtex frontal do rato anestesiado são diminuídas pelo pentobarbital e aumentadas pelo pentilenotetrazol. Isto sugere que os níveis cerebrais de NO contribuem para a excitabilidade farmacologicamente modulada dos neurónios centrais, induzida por fármacos hipnóticos e analépticos. Implica ainda que o NO exerce um efeito importante sobre a atividade neuronal e a suscetibilidade a convulsões.

7.6 Referências

Alifiinoff JK, Miller KW. Mecanismo de ação dos agentes anestésicos gerais. In: *Principles and Practice of Anaesthesiology[1]* , Rogers MC, Tinker JH, Covino BG, Longnecker DE (Eds), Mosby-Year Book, St Louis, pp 1034-1052,1993.

Burlet S, Jouvet M, Cespuglio R. Specific voltametric detection of brain nitric oxide throughout the rat sleep-waking cycle. In: *Sleep Res,* Chase MH, Roth T, O'Connor C (Eds), Brain Inform Sendee, Los Angeles, 24A, p 67,1995.

Dzoljic MR, De Vries R. Nitric oxide synthase inhibition reduces wakefulness. *Neuropharmacology* 33:1505-1509,1994.

Dzoljic MR, De Vries R, Van Leeuwen R. Sleep and nitric oxide: effects of 7-nitro indazole, inhibitor of brain nitric oxide synthase. *Brain Res* 718:145-150,1996.

Galindo A. Effects of procaine, pentobarbital and halothane on synaptic transmission in the central nervous system, *J Pharmacol Exp Ther* 169:185-195,1969.

Garthwaite J. Glutamate, nitric oxide and cell-cell signalling in the nervous system (Glutamato, óxido nítrico e sinalização célula-célula no sistema nervoso). *Trends Neurosci* 14:60-67,1991.

Guevara-Guzman R, Em son PC, Kendrick KM. Modulation of in vivo striatal transmitter release by nitric oxide and cyclic GMP. *JNeurochem* 62:807-810,1994,

Kant GJ, Muller TW, Lenox RH, Meyerhoff JL. *In vivo* effects of pentobarbital and halothane anaesthesia on levels of adenosine 3',5'-inonophosphate and guanosine 3',5'-monophosphate in rat brain regions and pituitary. *Biochem Pharmacol* 29: 1891-1896, 1980.

KapAs L, Ayers NA, Kruger JM. Circadian variation in brain nitric oxide synthase activity. In: *Sleep Res,* Chase MH, Roth T, O'Connor C (Eds), Brain Inform Service, Los Angeles, 24A, pl06, 1995,

Maggio R, Fumagalli F, Donati E, Barbier P, Racagni G, Corsini GU, Riva M. Inhibition of nitric oxide synthase dramatically potentiates seizures induced by kainic acid and pilocarpine in rats. *Brain Res* 679:184-187, 1995.

Malinski T, Bailey F, Zhang ZG, Chopp M. Nitric oxide measured by a porphyrinic microsensor in rat brain after transient middle cerebral artery oclusion. *J Cereb Blood Flow Metab* 13:355-358,1993.

Moncada S, Palmer RMJ, Higgs EN. Nitric oxide: physiology, pathophysiology and pharmacology. *Pharmacol Rew* 43:109-142, 1991.

Montague PR, Gancayco CD, Winn MJ, Marchase RB, Friedlander MJ. Role of NO production in NMDA recetor-mediated neurotransmitter release in cerebral cortex. *Science* 263:973-977, 1994.

Osonoe K, Mori N, Suzuki K, Osonoe M. Antiepileptic effects of inhibitors of nitric oxide synthase examined in pentylenetetrazol-induced seizures in rats. *Brain Res* 663:338-340,1994.

Starr MS, Starr BS. Facilitação paradoxal das convulsões induzidas pela pilocarpina no rato pelo MK-801 e pelo inibidor da óxido nítrico sintase L-NAME, *Pharmacol Biochem Behav* 45:321-325,1993.

Tobin JR, Martin LD, Dreslaw MJ, Traystaman RJ. Inibição anestésica selectiva da óxido nítrico sintase cerebral. *Anaesthesiology* 81:1264-1269,1994.

Van Leeuwen R, De Vries R, Dzoljic MR.7-Nitro indazole, um inibidor da óxido nítrico sintase neuronal, atenua as convulsões induzidas pela pilocarpina. *Eur J Pharmacol* 287:211-213,1995.

Williams JA, Vincent SR, Reiner RB. A produção de óxido nítrico no tálamo de rato muda com o estado comportamental, despolarização local e estimulação do tronco cerebral. *JNeurosci* 17:420-427,1997.

Zhang ZG, Chopp M, Bailey F, Malinski T. Nitric oxide changes in rat brain after transient middle cerebral occlusion. *JNeurolSci* 128:22-27,1995.

CAPÍTULO 8

DEBATE GERAL

8.1 *NÃO e convulsões*

No que respeita ao papel do NO na epilepsia, foi referido que os inibidores da NOS exercem efeitos *pró-convulsivos* (Stan⁻ e Stair, 1993; Penix *et al.*, 1994) e anticonvulsivos (Osonoe *et al.*, 1994; Van Leewen *et al.*, 1995). Este estudo mostra que os inibidores relativamente selectivos da n-NOS, 3-B1-7-NI, TRIM e S-Me-TC, atenuam as convulsões induzidas pela pilocarpina em ratos. Uma vez que as convulsões induzidas pela pilocarpina envolvem predominantemente o sistema límbico (Turski *et al.*, 1984), este facto fornece provas do envolvimento do NO na epilepsia límbica. Os resultados deste estudo também são consistentes com a constatação de que o L-NAME reduz a gravidade das convulsões induzidas pelo inibidor da acetilcolinesterase, a tacrina (Bagetta *et al.*, 1992). A ideia do envolvimento do NO no modelo colinérgico de convulsões é apoiada por dados que mostram uma libertação excessiva de EAA na epilepsia induzida pela pilocarpina (Walton *et al.*, 1990). Além disso, estudos recentes indicam que o NO pode aumentar a neuroexeitabilidade, libertando os principais neurotransmissores excitatórios centrais GLU, NA e ASP (Guevara-Guzman *et al.*, 1994; Montague *et al.*, 1994), bem como inibindo a captação de GLU (Lonart e Jolinson, 1994; 1995) e NA (Lonart e Johnson, 1995; Miller e Hoffman, 1994). Os nossos resultados estão de acordo com estes estudos, uma vez que a diminuição da síntese de NO pelos inibidores da NOS pode reduzir os níveis cerebrais de neurotransmissores excitatórios, diminuindo a sua libertação e facilitando a sua captação. Isto pode explicar a diminuição da excitabilidade neuronal após a administração de inibidores da NOS observada no nosso estudo. Assim, os dados destas experiências sugerem um efeito neuroexcitatório do NO endógeno nas estruturas cerebrais envolvidas nos fenómenos convulsivos.

Além disso, a nossa investigação mostra que os inibidores da NOS atrasam a ocorrência de convulsões, status epilepticus e mortalidade. Isto implica uma ação significativa dos inibidores da NOS no mecanismo de início e génese da epilepsia, em vez de no mecanismo de manutenção das convulsões. De acordo com isto, existem experiências em que se demonstrou que o L-Arg potencia as crises induzidas por EAA. Assim, De Sarro *et al.* (1993) sugeriram que o NO pode contribuir principalmente para a génese da atividade convulsiva. No que respeita ao papel dos níveis de nucleótidos cíclicos no cérebro, está implícito que os níveis de GMPc aumentados pelo pentilenotetrazol podem desempenhar um papel no início e/ou na propagação das crises (Ferrendelli *et al.*, 1980). O facto de o NO aumentar os níveis de GMPc (Garthwaite, 1991; Bagetta *et al.*, 1993) poderia explicar os efeitos atenuantes dos inibidores da NOS na génese e propagação das crises.

Os nossos resultados estão de acordo com os dados que apoiam os efeitos anticonvulsivos centrais dos inibidores da NOS. O L-NAME antagoniza o kindling induzido pelo pentilenetetrazol (Becker *et al.*, 1995) e as convulsões induzidas por vários fármacos excitatórios: ácido caínico (De Sarro *et al.*, 1991), ácido quinolínico (Nakamura *et al.*, 1995), NMDA (De Sarro *et al.*, 1991), pentilenotetrazol (Osonoe *et al.*, 1994), cocaína (Przewloeka *et al.*, 1994) e picrotoxina (Kirkby *et al.*, 1996). O L-NOARG protege os ratos contra as convulsões induzidas pelo oxigénio (Zhang *et al.*, 1993) e pelo pentilenotetrazol (Osonoe *et al.*, 1994). A 7-NI atenua as convulsões induzidas pelo cainato em ratos (Miilsch *et al.*, 1994) ou as convulsões induzidas pela pilocarpina (Van Leeuwen *et al.*, 1995) e pela picrotoxina (Kirkby *et al.*, 1996) em ratinhos.

Embora o efeito dos inibidores da NOS sobre as convulsões seja predominantemente de origem central, o componente periférico também deve ser levado em conta. Resultados recentes demonstraram que a n-NOS está bem expressa no sarcolema do músculo esquelético (Nakane *et al.*, 1993), enquanto os inibidores da NOS aumentam a força contrátil (Kobzik *et al.*, 1994). Por conseguinte, continua a ser possível que a expressão motora das convulsões após a administração de inibidores da NOS possa ser adicionalmente modificada pela inibição da n-NOS sarcolemal. A participação da n-NOS sarcolemal nos fenómenos de convulsões motoras ainda não foi estudada e merece ser seriamente considerada.

8.2 *NO e Locomoção*

Dados recentes sugerem que o NO desempenha um papel importante na atividade motora. O inibidor da NOS derivado do L-Arg, o L-NAME, reduz a atividade locomotora espontânea (Sandi *et al.*, 1995) e a hiperlocomoção induzida pela cocaína (Pudiak e Bozard, 1993), morfina (Calignano *et al.*, 1993), substância P (Mancuso *et al.*, 1994) e metametamina (Ohno *et al.*, 1995).

A redução da locomoção após a administração de inibidores da NOS observada neste estudo está de acordo com a diminuição da atividade lenta do EEG (ritmo RSA-teta, 6-9-Hz; Dzoljic *et al.*, 1996), bem como com a redução proeminente da potência do EEG na frequência teta alta (7-9 Hz; Capítulo 6). A RSA no rato está associada à locomoção e a outros movimentos voluntários (Depoortere, 1987). Por conseguinte, a diminuição proeminente da potência da RSA, após a administração de inibidores da NOS, pode refletir uma redução da neuroexcitabilidade das estruturas cerebrais envolvidas no controlo central da atividade locomotora.

O modo de ação dos inibidores da NOS na locomoção não é conhecido, mas o efeito do NO sobre os neurotransmissores centrais, em especial sobre a DA nos gânglios basais, pode ser importante. A transmissão dopaminérgica estriatal está envolvida no controlo da locomoção (Angulio e McEwen, 1994) e a NOS está amplamente distribuída nos neurónios do striatum (Snyder e Bredt, 1991). Foi demonstrado que o NO induz a libertação de DA no estriado (Zhu e Luo, 1992) e em fatias de hipocampo (Lonart *el al.*, 1992). A ideia de que os inibidores da NOS diminuem a atividade locomotora através da redução da transmissão dopaminérgica é coerente com o facto de estes fármacos reduzirem a hipermotilidade induzida pelos agonistas dos receptores da dopamina D| e D_2 (Starr e Starr, 1995). Existem provas do envolvimento do GLU no controlo da locomoção (Witkin, 1993; Angulio e McEwen, 1994), provavelmente através do sistema dopaminérgico. Tanto os inibidores da NOS (Montague *et al.*, 1994) como a hemoglobina, que se liga ao NO extracelular, reduzem a libertação de DA estriatal induzida pelo agonista dos receptores GLU NMDA (Hanbauer *et al.*, 1992). Outros neurotransmissores convencionais (GABA, 5-HT, NA e Ach) estão implicados na regulação da atividade locomotora (Angulio e McEwen, 1994; Mancuso *et al.*, 1994), enquanto o NO estimula a libertação destes neurotransmissores (Prast e Phillippu, 1992; Guevara-Guzman *et al.*, 1994; Mancuso *et al.*, 1994). Evidentemente, a redução da atividade locomotora induzida pelos inibidores da NOS é um fenómeno complexo baseado no desarranjo de vários sistemas de neurotransmissores envolvidos no controlo central da locomoção.

Além disso, o NO pode influenciar ainda mais a atividade locomotora ao modificar a ansiedade. No entanto, estes resultados são controversos. Foi relatado que a microinjecção de inibidores da NOS na substância cinzenta central dorsal exerce um efeito ansiolítico (Guimarães *et al.*, 1994). Em contrapartida, o L-NOARG pode reduzir a atividade exploratória aumentada pelo composto ansiolítico clordiazepóxido (Quock e Nguyen, 1992). A partir das nossas experiências, não há provas de que os novos inibidores da NOS possam afetar a ansiedade.

Em conjunto, os resultados das nossas investigações implicam que a atividade cerebral da NOS e a correspondente libertação de NO são importantes reguladores da atividade locomotora espontânea.
No entanto, a contribuição do bloqueio da n-NOS sarcolenunal (Kobzik *et al.*, 1994) na redução da atividade locomotora após inibidores da NOS deve ser examinada mais aprofundadamente,

8.3 *NÃO e Vigilância*

Os resultados de estudos anteriores mostraram que a sedação ligeira causada pelos inibidores da NOS (L-NMMA e 7-NI) pode facilitar o sono, enquanto uma depressão central proeminente pode levar à perturbação do padrão de sono (Dzoljic e De Vries, 1994; Dzoljic *et al.*, 1996). A fim de avaliar melhor o papel do NO no SNC, examinámos os efeitos de novos inibidores da n-NOS, potentes e relativamente selectivos, no espetro de potência do EEG, no comportamento geral e no padrão de sono/vigília durante os períodos de luz e de escuridão.

Os dados das nossas experiências mostram que a potência do EEG foi suprimida em cada gama de frequências pelos inibidores da NOS. Embora tenha sido observada uma diminuição da potência do EEG durante a dessincronização e a excitação comportamental em animais tratados com cocaína ou d-anfetamina (Ferger *et al.*, 1994), a redução generalizada da potência do EEG associada ao comportamento depressivo (perda do reflexo de endireitamento e ptose; Dzoljic *el al.*, 1996 e diminuição da locomoção; Capítulo 5) é antes um reflexo da depressão do SNC. A depressão da atividade neuronal em várias regiões cerebrais leva a uma redução das entradas hipocampais e corticais, o que, por sua vez, pode resultar numa diminuição da atividade teta e da potência do EEG, respetivamente. Além disso, as alterações qualitativas na potência do EEG induzidas pelos inibidores da NOS derivados do indazol utilizados neste estudo são semelhantes aos efeitos de doses elevadas de álcool (Elders *et al., 1992) ou* de benzodiazepinas (Glatt *et al.,* 1983) em ratos. Consequentemente, uma diminuição proeminente da atividade neuronal central conduz à redução da potência do EEG, à perturbação da arquitetura normal do sono (Capítulo 6) e à diminuição da atividade locomotora (Capítulo 5). A depressão central induzida pelos inibidores da NOS é coerente com a atividade anticonvulsivante do 7-NI (Van Leeuwen *el al.,* 1995) e de outros inibidores da NOS utilizados neste estudo (capítulo 4).

Além disso, a redução da potência do EEG pelo 7-NI é menos proeminente durante a fase escura (período ativo do rato) do que durante a fase clara (período de sono). Do mesmo modo, foi referido que a atividade da NOS no cérebro do rato é mais elevada durante a fase escura do que durante a fase clara (Kapas *et al.,* 1995). A ideia da dependência circadiana da atividade da NOS é ainda apoiada pela observação recente de que a expressão da n-NOS na glândula pineal do rato é regulada pelas condições de iluminação ambiental (Spessert *et al.* 1995). Os resultados actuais indicam que os efeitos excitatórios do NO nas estruturas neuronais centrais envolvidas na regulação da vigilância dependem do ritmo circadiano.

8.4 *NO e fármacos de ação central*

Neste estudo (Capítulos 4, 5 e 6), sugere-se que a diminuição da atividade neuronal cerebral pode estar associada a níveis reduzidos de NO, enquanto que se poderia esperar um aumento das concentrações de NO durante a neuroexcitação. A fim de fornecer dados para esta hipótese, medimos os níveis de NO no cérebro durante a depressão e a excitação central induzidas farmacologicamente. Os nossos resultados mostram que os fármacos hipnóticos e excitatórios afectaram as concentrações de NO no cérebro de forma oposta; o pentobarbital diminuiu, enquanto o pentilenotetrazol aumentou os níveis de NO no cérebro cortical. O mecanismo das interações entre estes fármacos e o NO não é claro, mas algumas possibilidades podem ser consideradas.

Sabe-se que os barbitúricos inibem a libertação de EAA, GLU e ASP (Alifimof e Miller, 1993), reduzem a sensibilidade dos neurónios cerebrais ao GLU (Galindo, 1968) e diminuem a formação de GMPc em muitas regiões cerebrais (Kant *e col.,* 1980). Além disso, a redução correspondente das concentrações cerebrais de NO leva a uma diminuição da excitabilidade neuronal (Moncada *et al.,* 1991; Montague *et al.,* 1994; Mtilsch *et al.,* 1994). Evidentemente, este é um fator adicional que pode contribuir (juntamente com a ativação do sistema inibitório GABA induzida pelo barbitúrico) para o mecanismo de ação hipnótica do pentobarbital e provavelmente de outros sedativos/hipnóticos e anticonvulsivantes.

Em relação ao pentilenotetrazol, foi demonstrado que o seu efeito proconvulsivo está associado à ativação dos receptores NMDA e ao aumento dos níveis de GMPc no cérebro (Moncada *et al.,* 1991). Os receptores NMDA activados estimulam a atividade da NOS e a libertação de NO (Garthwaite, 1991), o que pode esclarecer uma concentração elevada de NO (e de GMPc) após a administração de pentilenotetrazol. Isto implica que o sistema excitatório de NO ativado pode contribuir para o aumento da neuroexcitabilidade induzido pelo pentilenotetrazol. Do mesmo modo, foi referido que, nas convulsões provocadas pelo cainato, a formação de NO aumentava 6-12 vezes no cérebro do rato (Mtilsch *et al.,* 1994). Deve ser considerado um possível envolvimento da via do NO na ação de outros analépticos, por exemplo, fármacos semelhantes à anfetamina. Outras experiências em animais conscientes poderão clarificar com maior precisão as alterações dos níveis cerebrais de NO após a administração do fármaco.

O facto de as concentrações de NO no córtex frontal do rato anestesiado terem diminuído com o pentobarbital e aumentado com o pentilenotetrazol sugere que os níveis cerebrais de NO contribuem para a excitabilidade farmacologicamente modulada dos neurónios centrais. Isto implica ainda uma possível diminuição das concentrações de NO no cérebro humano após terapia hipnótica ou antiepiléptica e um aumento correspondente dos níveis centrais de NO durante ataques epilépticos ou administração de drogas excitatórias do tipo anfetamina.

Conclui-se que o NO central é um importante transmissor neuroexcitatório endógeno envolvido na suscetibilidade a convulsões, locomoção, estágios de vigilância e atividade de alguns fármacos de ação central, como hipnóticos e analépticos. Por conseguinte, as intervenções no sistema NO podem oferecer uma nova abordagem terapêutica para o tratamento de doenças cerebrais associadas a perturbações da excitabilidade neuronal.

8.5 Implicações para a investigação futura

As principais ideias resultantes das nossas experiências são:

- O possível papel do NO nos músculos esqueléticos como modulador dos fenómenos de convulsões motoras e da locomoção deve ser examinado. Estas experiências podem ser realizadas utilizando inibidores mais selectivos da NOS, que estarão certamente disponíveis com o tempo. Estes compostos podem reduzir a atividade da n-NOS sarcolemal e a correspondente síntese de NO nos músculos esqueléticos, sem afetar os músculos do SNC.
- Os inibidores novos e selectivos da n-NOS devem ser testados como potenciais fármacos antiepilépticos e como moduladores dos estádios de vigilância em experiências acompanhadas de registo EEG.
- As experiências realizadas em animais conscientes poderiam esclarecer melhor os aspectos qualitativos das interações entre os fármacos de ação central e as concentrações cerebrais de NO. O conhecimento das interações entre o NO e diferentes fármacos em vários modelos de alteração da excitabilidade neuronal pode contribuir para uma melhor compreensão do papel deste gás endógeno no cérebro humano, nomeadamente durante a depressão central, os fenómenos convulsivos e os estados de vigília.

8.6 Referências

Alifiinof JK, Miller KW, Mecanismo de ação dos agentes anestésicos gerais. In: *Principles and Practice of Anaesthesiology,* Ed: Rogers MC, Tinker JH, Covino BG, Longnecker DE, Mosby-Year Book, St Louis, pp. 1034-1052, 1993.

Angulo JA, McEwen BS. Molecular aspects of neuropeptide regulation and function in corpus striatum and nucleus accumbens. Brain Bes *Rev* 19:1-28,1994.

Bagetta G, Massoud R, Rodino P, Federici G, Nisticd G. Systemic administration of lithium chloride and tacrine increases nitric oxide synthase activity in the hippocampus of rats. *Er J Pharmacol* 237:61-64,1993.

Becker A, Gecksch G, Scroder H. O éster metílico da N-oinega-nitro-L-arginina interfere com o kindling induzido pelo pentilenotetrazol e não tem qualquer efeito nas alterações da ligação do glutamato. *Brain Res* 688:230-232,1995.

Calignano A, Oersico P, Mancuso F, Sorrentino L. Endogenous nitric oxide modulates morphyne-induced changes in locomotion and food intake in mice. *Eur J Pharmacol* 231:415-419,1993.

Depoortere H. Neocortical rhythmic slow activity during wakefulness and paradoxical sleep in rats. *Neuropsychobiology* 18:160-168,1987.

De Sarro GB, Di Paola ED, De Sarro A, Vidal MJ. Papel do óxido nítrico na génese das convulsões induzidas por aminoácidos excitatórios no córtex profundo do pré-pirifão. *Fundam Clin Pharmacol* 5:503-511,1991.

De Sarro GB, Di Paola ED, De Sarro A, Vidal MJ. A L-arginina potencia as convulsões induzidas por aminoácidos excitatórios no córtex prepiriforme profundo. *Eur J Pharmacol* 12:151-158, 1993.

Dzoljic MR, De Vries R. Nitric oxide synthase inhibition reduces wakefulness. *Neuropharmacology* 33:1505-1509, 1994.

Dzoljic MR, De Vries R, Van Leeuwen. Sleep and nitric oxide: effects of 7-nitro indazole, inhibitor of brain nitric oxide synthase. *Brain Res* 718:145-150, 1996.

Ehlers CL, Kaneko WM, Wall TL, Chaplin RJ. Effects of dizocipline (MK-801) and ethanol on the EEG and related potentials (ERPS) in rats. *Neuropharmacol* 31:369-378,1992.

Ferger B, Krof W, Kuschinsky K. Studies on electroencephalogram (EEG) in rats suggest that moderate doses of cocaine or d-amphetamine activate DI rather than D2 receptors. *Psychopharmacol* 114:297-308,1994.

Ferrendelli JA, Blank AC, Gross RA. Relação entre a atividade convulsiva e os níveis de nucleótidos cíclicos no cérebro. *Brain Res* 200:93-103,1980.

Galindo A. Effects of procaine, pentobarbital and halothane on synaptic transmission in the central nervous system (Efeitos da procaína, do pentobarbital e do halotano na transmissão sináptica no sistema nervoso central). *J Pharmacol Exp Ther* 169:185-195, 1969.

Garthwaite J. Glutamate, nitric oxide and cell-cell signalling in the nervous system (Glutamato, óxido nítrico e sinalização célula-célula no sistema nervoso). *Trends Neuro Sci* 14:60-67,1991.

Glatt A, Duerst T, Mueller B, Demiville H. Avaliação EEG dos efeitos de drogas no rato. *Neuropsychobiol* 9:163-166,1983.

Guevara-Guzman R, Em son PC, Kendrick KM .Mod illation of in vivo striatal transmitter release by nitric oxide and cyclic GMP. *JNeurochem* 462:807-810,1994.

Guimaraes FS, de Aguiar JC, Del Bel EA, Ballejo G. Efeito ansiolítico de inibidores da óxido nítrico sintase microinjectados na substância cinzenta central dorsal. *Neuro Rep* 5:1929-1932,1994.

Hanbauer I, Wink D, Osawa Y, Edelman GM, Gaily JA. Role of nitric oxide in NMDA-evoked release of [3H]-dopaniine from striatal slices. *Neuro Rep* 3:409-412,1992.

Kant GJ, Muller TW, Lenox RH, Meyerlioff JL. in vivo effects of pentobarbital and halothane anaesthesia on levels of adenosine J'S'-inonophosphate and guanosine 5'5'-monophosphate in rat brain regions and pituitary. *Biochem Pharmacol* 29:1891-1896,1980.

KapSs L, Fang J, Krueger JM. A inibição da síntese de óxido nítrico inibe o sono do rato. *Brain Res* 664:189-196,1994.

Kirkby RD, Carroll DM, Grossman AB, Subramaniam S, Factores que determinam os efeitos pró-convulsivos e anticonvulsivos dos inibidores da óxido nítrico sintase em roedores. *Epilepsy Res* 24:91-100, 1996.

Kobzik L, Reid MB, Bredt DS, Stamler JS. Nitric oxide in skeletal muscle (Óxido nítrico no músculo esquelético). *Nature* 372:546-548, 1994.

Lonart G, Wang J, Johnson KM. O óxido nítrico induz a libertação de neurotransmissores em fatias do hipocampo. *Eur J Pharmacol* 220:271-272,1992.

Lonart G, Johnson KM. Inhibitory effects of nitric oxide on the uptake of [^{J} H]dopamine and pHJglutamate by striatal synaptosomes. *JNeurochem* 63:2108-2117, 1994.

Lonart G, Johnson KM. Characterization of nitric oxide generator-induced hippocampal Pllj-norepinephrine release. II O papel do cálcio, do transporte reverso de norepinefrina e do monofosfato cíclico de 3',5'-guanosina. *J Pharmacol Exp Ther* 275:14-22,1995.

Mancuso F, Calignano A, Sorrentino L. Endogenous nitric oxide modulates behavioural effects elicited by substance P in rat. *Eur J Pharmacol* 271:329-333, 1994.

Miller KJ, Hoffman BJ. Os receptores de adenosina A regulam o transporte da serotonina através do óxido nítrico e do GMPc. *J Bio! Chem* 269:27351-27356,1994.

Moncada S, Palmer RMJ, Higgs EA. Nitric oxide: physiology, pathophysiology and pharmacology. *Pharmacol Rev* 43:109-142,1991.

Montague PR, Gancayco CD, Winn MJ, Marchase RB, Friedlander MJ. Role of NO production in NMDA recetor-mediated neurotransmitter release in cerebral cortex. *Science* 263:973-977, 1994.

Mlllsch A, Busse R, Mordvintcev PI, Vanin AF, Nielsen EO, Scheel-Kriiger J, Olesen SP. O óxido nítrico promove a atividade convulsiva em ratos tratados com cainato. *Neuro Rep* 5:2325-2328, 1994,

Nakamura TA, Yamada K, Hasegawa T, Nabeshima T. Possible involvement of nitric oxide in quinolinic acid-induced convulsions in mice. *PharmacolBiochem Behav* 51:309-312,1995.

Nakane M, Schmidt HH, Pollock JS, Forstennan U, Murad F. Cloned human brain nitric oxide synthase is highly expressed in skeletal muscle. *FEBS Lett 316:115-1^0,* 1993.

Ohno M, Watanabe S. Nitric oxide synthase inhibitors block behavioral sensitization to methamphetamine in mice. *Eur J Pharmacol* 275:39-44,1995.

Osonoe K, Mori N, Suzuki K, Osonoe M. Efeitos antiepilépticos dos inibidores da óxido nítrico sintase examinados em convulsões induzidas por pentilenotetrazol em ratos. *Brain Res* 663:338-340,1994.

Penix LP, Davis W, Subramaniam S. A inibição da NO sintase aumenta a gravidade das convulsões induzidas pelo ácido caínico em roedores. *Epilepsy Res* 18:177-184,1994.

Prast II, Philippu A. Nitric Oxide releases acetylcholine in the basal forebrain. *Eur J Pharmacol* 216:139-140,1992.

Pudiak CM, Bozarth MA. L-NAME e MK-801 atenuam a sensibilização ao efeito estimulante locomotor da cocaína. *Life Sci* 51:255-260,1993.

Quock RM, Nguyen E. Possible involvement of nitric oxide in chlordiazepoxide-induced anxiolysis in mice. *Life Sci 51:255-260,*1992.

Sandi C, Venero C, Guaza C. Diminuição da atividade motora espontânea e da resposta de sobressalto em ratos tratados com inibidores da óxido nítrico sintase. *Eur J Pharmacol* 277:89-97,1995.

Spesseret R, Layes E, Scholhnayer A, Reuss S, Vollrath L. Na glândula pineal, mas não no núcleo suprahiasmático, a quantidade de óxido nítrico sintase neuronal constitutiva é regulada pelas condições de iluminação ambiental. *Biochem Biophys Res Commun* 212:70-76,1995.

Starr MS, Starr BS. Facilitação paradoxal das convulsões induzidas pela pilocarpina no rato pelo MK-801 e pelo inibidor da síntese de óxido nítrico L-NAME. *PharmacolBiochem Behav* 45:321-325,1993.

Starr MS, Starr BS. As alterações do comportamento motor mediadas pelo recetor NMDA envolvem o óxido nítrico? *Eur J Pharmacol* 272:211-217,1995.

Turski WA, Cavalheiro EA, Bortolotto ZA, Mello LM, Scwarz M, Turski L. Convulsões produzidas pela pilocarpina em ratos: Uma análise comportamental, eletroencefalográfica e morfológica. *Brain* tfes 321:237-253, 1984.

Van Leeuwen R, De Vries R, Dzoljic MR. O 7-nitro indazol, um inibidor da óxido nítrico sintase neuronal, atenua as convulsões induzidas pela pilocarpina. *Eur J Pharmacol* 287:211-213, 1995.

Walton NY, Gunawan S, Treiman DM. Brain amino acid concentration changes during status epilepticus induced by lithium and pilocarpine. *Exp Neurol* 108:61-70, 1990.

Witkin JM. Blockade of the locomotor stimulant effects of cocaine and methamphetamine by glutamate antagonists. *Life Sci* 53:PL405-410, 1993.

Zhang ZG, Su Y, Oury TD, Piantadosi CA. Cerebral amino acid, norepinephrine and nitric oxide metabolism in CNS oxygen toxicity. *Brain Res* 606:56-62,1993.

CAPÍTULO 9

RESUMO

Esta tese trata dos efeitos de inibidores relativamente selectivos da n-NOS em processos neuronais e comportamentais em modelos animais. Os inibidores da NOS foram utilizados como ferramentas para a elucidação das acções do NO no SNC. Uma parte deste trabalho experimental é também dedicada à medição das concentrações cerebrais de NO durante a excitação e a depressão centrais induzidas farmacologicamente.

A fim de dar uma imagem mais completa desta notável molécula mensageira, a biossíntese, o mecanismo de ação do NO, a distribuição da NOS, bem como o envolvimento do NO nos principais processos fisiológicos e fisiopatológicos e a sua importância na medicina clínica são discutidos nos Capítulos 1-3 desta tese.

A comparação de resultados anteriores relativos ao NO é dificultada pelo facto de os inibidores da NOS utilizados em estudos anteriores serem pouco selectivos. Nesta investigação, examinámos os efeitos de novos inibidores da n-NOS, potentes e relativamente selectivos: 7-nitro indazol (7-NI), 3-bromo 7-nitro indazol (3-Br-7-NI), 1-(2-trifluorometilfenil)imidazol (TRIM) e S-metil-L-tiocitrulina (S-Me-TC) em fenómenos convulsivos, locomoção, estados de vigilância e atividade neuronal.

Capítulo 4, A fim de clarificar o papel do NO nos *fenómenos convulsivos,* examinámos os efeitos do 3-Br-7-NI, TRIM e S-Me-TC no limiar convulsivo. Os resultados mostram que o 3-Br-7-NI e o TRIM diminuíram a frequência do status epilepticus e a mortalidade, enquanto o TRIM, além disso, reduziu significativamente a incidência de convulsões. As latências para o início das convulsões, o estado epilético e a mortalidade foram significativamente prolongadas pelos três inibidores da NOS, enquanto a duração das convulsões foi reduzida pelo 3-Br-7-NI e pelo TRIM. No que diz respeito às diferenças entre os inibidores da NOS, foram discutidas várias possibilidades, como a seletividade distinta para as isoenzimas da NOS, as alterações correspondentes no fluxo sanguíneo cerebral e a modulação do feedback negativo do NO sobre o NMDA. Sugere-se que a principal ação da S-Me-TC e, provavelmente, dos outros dois inibidores da NOS é sobre o mecanismo de início e génese da epilepsia, e não sobre o mecanismo de manutenção das crises.

Concluímos que as convulsões induzidas pela pilocarpina em ratinhos podem ser atenuadas por inibidores da NOS, 3-Br-7-NI, TRIM e, em menor grau, S-Me-TC. Estes dados implicam que o NO actua como um agente central endogenamente ativo com propriedades pró-convulsivas nas estruturas motoras límbicas dos ratinhos. No entanto, não foi excluído o possível envolvimento do NO periférico na modulação dos fenómenos de convulsão motora.

O capítulo 5 trata das nossas tentativas de elucidar o papel do NO na *locomoção*. Nestas experiências, utilizámos também inibidores da n-NOS não derivados do L-Arg e relativamente selectivos: 7-NI, 3-Br-7-NI, TRIM e S-Me-TC. Os nossos resultados mostraram que o 7-NI, o 3-Br-7-NI, o TRIM e o S-Me-TC diminuíram a atividade locomotora espontânea dos ratinhos. Os animais tratados com inibidores da NOS pareciam alertas mas menos activos, passando mais tempo sentados na gaiola do que os ratos de controlo tratados com o veículo. A impressão de quiescência e bradicinesia, após a administração de inibidores da NOS, correspondeu a uma diminuição da atividade locomotora. A redução da locomoção após a administração de inibidores da NOS observada nestas experiências está de acordo com a diminuição da atividade rítmica lenta do EEG (ritmo RSA-teta, 6-9 Hz), bem como com a diminuição da potência do EEG em frequências teta elevadas (7-9 Hz; Capítulo 6). Uma vez que a RSA no rato está associada à locomoção, a diminuição proeminente da potência da RSA, após a administração de inibidores da NOS, pode refletir uma depressão das estruturas neuronais centrais envolvidas na locomoção.

O modo de ação dos inibidores da NOS na atividade locomotora ainda não é conhecido. No entanto, enfatizámos a possibilidade de o NO poder influenciar neurotransmissores implicados na regulação da locomoção. Embora seja possível uma contribuição da atividade reduzida da n-NOS sarcolemal na locomoção, concluímos que a atividade da NOS central e a correspondente libertação de NO no cérebro são importantes para a atividade locomotora espontânea.

No capítulo 6, descrevemos os efeitos dos inibidores relativamente selectivos da n-NOS, 7-NI, 3-Br-7-NI e S-Me-TC, sobre a atividade neuronal e as fases de vigilância. A principal conclusão destas experiências foi que os inibidores da NOS, 7-NI e 3-Br-7-NI (mas não S-Me-TC) diminuíram a potência do EEG em ratos. Além disso, o 3-Br-7-NI reduziu as fases do sono. Um período de não sono após a administração de inibidores da NOS derivados do indazol (7-NI e 3-Br-7-NI) foi caracterizado por um padrão EEG/EMG semelhante ao da excitação (EEG baixo com amplitudes EMG elevadas) e uma atividade comportamental reduzida (diminuição da locomoção e perda ocasional do reflexo de endireitamento). Evidentemente, os inibidores da NOS derivados do indazol diminuíram o sono, mas não aumentaram a vigília. Assim, o padrão EEG/EMG semelhante à excitação não foi associado ao comportamento de vigília, sugerindo uma dissociação entre o padrão EEG/EMG e o comportamento.

A potência do EEG foi suprimida em cada intervalo de frequência pelos inibidores da NOS, 7-NI e 3-Br-7-NI. A diminuição do ritmo teta elevado é consistente com a redução da locomoção, observada em experiências após a administração de inibidores da NOS (Capítulo 5). A redução generalizada da potência EEG associada ao comportamento depressivo (perda do reflexo de endireitamento e ptose) e a diminuição da locomoção (Capítulo 5) são um reflexo da depressão central. Por conseguinte, uma depressão central proeminente leva à redução da atividade locomotora e à perturbação da arquitetura normal do sono. A depressão central induzida pelos inibidores da NOS derivados do indazol é consistente com a atividade anticonvulsivante dos inibidores da NOS observada neste estudo (Capítulo 4).

É interessante notar que a redução da potência do EEG pelo 7-NI foi menos proeminente durante a fase escura (período ativo do rato) do que durante a fase clara (período de sono). Este é um argumento adicional de que o NO cerebral exerce um efeito excitatório e dependente do circadiano nas estruturas neuronais envolvidas na regulação da vigilância.

No capítulo 7 são apresentados dados relacionados com os níveis de NO no cérebro durante a depressão e a excitação central induzidas farmacologicamente, utilizando uma medição eletroquímica do NO. Utilizando uma medição eletroquímica dos níveis de NO no córtex frontal do rato anestesiado, descobrimos que os fármacos hipnóticos e excitatórios afectam os níveis de NO no cérebro de forma oposta.

O fármaco hipnótico fenobarbital diminuiu, enquanto o fármaco convulsivo pentilenotetrazol aumentou as concentrações cerebrais de NO. Assim, os nossos resultados implicam que a depressão central pode estar associada a uma diminuição dos níveis de NO, ao passo que se pode esperar um aumento das concentrações de NO durante a excitação central. Embora o mecanismo de interação entre estes fármacos e o NO não seja claro, foram discutidas algumas possibilidades.

O facto de as concentrações de NO no córtex frontal do rato anestesiado serem diminuídas pelo pentobarbital e aumentadas pelo pentilenotetrazol fornece mais provas de que os níveis de NO no cérebro estão relacionados com a excitabilidade neuronal. Conclui-se que o NO desempenha um papel importante na regulação da atividade neuronal, na suscetibilidade a convulsões e nos estádios de vigilância.

AGRADECIMENTOS

Muitas pessoas ajudaram-me no decurso das investigações descritas nesta tese e gostaria de expressar a minha gratidão:
- Ao Dr. M.R. Dzoljic e ao Prof. Dr. P.R. Saxena pela sua orientação e observações críticas,
- Aos membros da "promotiecommissie", Prof. Dr. H. Collewijn, Prof. Dr. J. Voogd e Prof. Dr. A.M.L. Coenen, pela avaliação da tese,
- Ao Dr. R.G. Schoemaker, ao Dr. F.J. Zijlstra, ao Dr. H.S. Shanna e ao Dr. A.H.J. Danser pelas suas sugestões úteis,
- A Rend de Vries pela sua eficiente assistência no trabalho experimental.
- A Jeanette van Dijk, Cornd Tak, Ingrid Garrelds, Caroline van Heijningen, Toos van Kesteren, Antoinette Maassen van den Brink, Peter de Vries, Jan Heiligers, Sue McKay e outros membros do Departamento de Farmacologia pela sua atitude colegial e de colaboração.
Agradeço às fundações e empresas que patrocinaram esta tese: Dr. Saal van Zwanenbergstichting, Vunizol, Janssen-Cilag, Glaxo-Wellcome e a Universidade Erasmus de Roterdão.
Z.M. Levic e ao Prof. V.S. Kostic do Instituto de Neurologia, Faculdade de Medicina, Universidade de Belgrado, Jugoslávia, pelo seu apoio durante este projeto científico.
Os meus agradecimentos especiais vão para os meus amigos, parentes e família pela sua compreensão e amor.

CURRICULUM VITAE

- Nasceu em Belgrado (Jugoslávia), a 9 de agosto de 1959.
- Após a escola primária (1978), estudou medicina na *Faculdade de Medicina da Universidade de Belgrado* (1978-1984).
- Enquanto estudante, participou na prática hospitalar de verão na *Dinamarca* em 1983 (Copenhaga, cirurgia, chefe: T. Drazewiecki; Aarhus, cirurgia, Prof. Y. Kill) e nos *Países Baixos* em 1984 (Roterdão, medicina interna, chefe: Prof. J.C. Birkenhciger).
- Durante o estudo esteve envolvido em *vários projectos de investigação*. Os resultados foram apresentados em várias reuniões científicas (Congresso dos Estudantes de Medicina e Estomatologia da Jugoslávia, 1983-1984; Congresso da Sociedade Sérvia Anti-Cancro, 1985; Reunião da Organização da Juventude Médica, 1985).
- Exame de Estado para médicos aprovado em 1985.
- *Mestrado em Neurofarmacologia,* na Universidade de Belgrado, em 1988. O trabalho experimental correspondente ao mestrado, intitulado: "A influência dos inibidores da encefalinase nos efeitos centrais dos opiáceos endógenos", orientado pelo Prof. V.M. Varagic, foi realizado no Departamento de Farmacologia da Faculdade de Medicina de Belgrado (responsável: Prof. M. Krstic) e no Departamento de Farmacologia da Faculdade de Medicina e Ciências da Saúde da Universidade Erasmus de Roterdão (responsável: Prof. I.L. Honta).
- Depois de trabalhar alguns anos como médico nos Hospitais Universitários de Belgrado (1985-1988), começou a especializar-se em neuropsiquiatria (Departamento de Neuropsiquiatria, Faculdade de Medicina, Universidade de Belgrado, diretor: Z.M. Levic) e tornou-se *especialista* em *neuropsiquiatria* em 1991.
- *Recebeu* uma bolsa de estudo da Universidade de Belgrado (1980) e uma bolsa de estudo da Academia Sérvia de Ciências e Artes (1985).
- Trabalhou no *Instituto de Neurologia, Faculdade de Medicina, Universidade de Belgrado, Jugoslávia.*

LISTA DE PUBLICAÇÕES

Documentos completos

Dzoljic E, Varagic VM. Efeitos da bestatina e do fosforamidon na resposta hipertensiva à fisostigmina no rato. *Fundam Clin Pharmacol* 1:307-316,1987.

Dzoljic E, Kaplan CD, Dzoljic .MR. Efeitos da ibogaína na síndrome de abstinência precipitada pela naloxona em ratos dependentes de morfina crónica. *Arch In Pharmacodyn* 294:64-70, 1988.

Dzoljic E, Dzoljic MR. Modificação da retirada da morfina em ratos por alteração do sistema opióide endógeno: efeitos da actinonina e do GEMSA. *Drug Develop Res* 18:255- 261,1989.

Dzoljic MR, Korenhof AM, van der Ent M, Dzoljic E, Rupreht J. Central neurotransmitters and opioid withdrawal behaviour: possible clinical consequences. *Yugoslav Physiol Pharmacol Ada* 3:255-259, 1989.

Dzoljic MR, Dzoljic E, van der Ent M. New possibilities for treatment of opiate dependence. *Yugoslav Physiol Pharmacol* Ata 25:31-32,1989.

Varagic VM, Stojanovic V, Dzoljic E, Prostran M. Blood pressure response to physostigmine as a means of studying the influence of opioids on the central regulation of blood pressure. *Eur J Pharmacol* 183:169-170,1990.

Dzoljic MR, Dzoljic E, van der Ent M, Ukponmwan OE, Cappendijk SLT, Kaplan CD, van Kappelan WA, Saxena PR. Putative 5-HT$_f$ recetor agonist and morphine withdrawal syndrome - relationship with locomotor activity. *Res Comm Substance Abuse* 13:61-78, 1992.

Dzoljic E, Dzoljic MR. Efeitos dos agonistas 5-HT! na síndrome de abstinência de opiáceos em ratos. *Yugoslav Physiol Pharmacol* Ata 31:31-35,1995.

Dzoljic E, de Vries R, Dzoljic MR. Atividade anticonvulsiva de novos e potentes inibidores da óxido nítrico sintase. *Brain Res Bull* 43:191-195,1997.

Dzoljic E, van Leeuwen R, de Vries R, Dzoljic MR. Vigilância e potência EEG em ratos: efeitos de inibidores potentes da óxido nítrico sintase neuronal. *Naunyn-Schmiedebergs Arch Pharmacol* 356:56-61,1997.

Dzoljic E, de Vries R, Dzoljic MR. Novos e potentes inibidores da óxido nítrico sintase reduzem a atividade motora no rato. *Behav Brain Res* 87:209-212,1997.

Brzakovic B, Pokrajac M, Dzoljic E, Levic Z, Varagic VM. Farmacocinética do líquido cefalorraquidiano e do plasma do fenobarbital após administração intravenosa a doentes com estado epilético. *Clinical Pharmacokinetics* 14:307-313,1997.

Brzakovic B, Pokrajac M, Dzoljic E, Levic Z, Varagic V. Urinary excretion of phenobarbital and its metabolite p-hydroxyphenobarbital in convulsing and nonconvulsing patients. *Eur J Drug Metab Pharmacokinetics,* no prelo.

Dzoljic E, de Vries R, Dzoljic MR. Níveis de óxido nítrico no cérebro: diferentes efeitos de fármacos hipnóticos e analépticos. Submitted.

Livros

Dzoljic E, de Vries, R, Dzoljic MR. Efeitos de novos e potentes inibidores da óxido nítrico sintase nas fases de sono/vigília e no espetro de potência do EEG no rato. In: *Sleep-Wake Research in The Netherlands,* Beersma DGM (Ed), Elinkwijk, Utrecht, Vol 7, pp. 53-56,1996.

Dzoljic M, de Vries R, Dzoljic E. Envolvimento do óxido nítrico endógeno (NO) no mecanismo de ação dos fármacos hipnóticos e analépticos. Submitted.

Dzoljic DA, Dzoljic E. Food, health and cancer (Alimentação, saúde e cancro). Dzoljic AD, Dzoljic AZ, Dzoljic DA (Eds), Beograd, 1988.

Resumos
i. Congressos internacionais

Dzoljic E, Varagic V. The effects of bestatin and phosphoramidon on the hypertensive response to physostigmine in the rat. *Catecholamines and Blood Pressure, Jerusalém, Israel,* 1987.

Dzoljic E. Central Effects of endogenous opioids (Efeitos centrais dos opióides endógenos). *Associação Farmacológica Internacional, Amesterdão, Países Baixos,* 1990. *Eur J Pharmacol* 183:2315,1990.

Brzakovic B, Pokrajac M, Dzoljic E, Levic Z, Varagic V. Excretion of phenobarbital and p-hydroxyphenobarbital in 24-hour urine of convulsing and nonconvulsing patients. *Second Xenobiotic Metabolism and Toxicity Workshop of Balkan Countries. Ioannina, Grécia,* 1995.

Brzakovic B, Pokrajac M, Dzoljic E, Levic Z, Varagic V. Concentrações plasmáticas de fenobarbital em doentes convulsivos e não convulsivos. *Segundo Congresso Europeu de Epileptologia, Haia, Países Baixos,* 1996. *Epilepsia* 37:60,1996.

ii. Congressos Nacionais/Sinposia/Reuniões

Dzoljic E. Comparative evaluation of tlirce methods of malignant melanoma treatment (Avaliação comparativa de três métodos de tratamento do melanoma maligno). *25'ʰ Congresso Jugoslavo de Estudantes de Medicina e Estomatologia,* Plitvice, 1983.

Tomin R, Radovanovic J, Pralica J, Dzoljic E. Estudo prospetivo aleatório controlado de quimioterapia e imunoterapia no tratamento adjuvante do melanoma maligno da pele. *6ᵗʰ Congresso Jugoslavo de Cancerologistas,* Skoplje, 1983.

Dzoljic E. Complicações médicas do alcoolismo nas mulheres. *26ʰ Congresso Jugoslavo de Estudantes de Medicina e Estomatologia,* Crikvenica, 1984.

Dzoljic E. Application of DTIC in adjuvant therapy of skin malignant melanoma. *26ʰ Congresso Jugoslavo de Estudantes de Medicina e Estomatologia,* Crikvenica, 1984.

Tomin R, Pralica J, Dzoljic E, Putnik M, Jankovic A, Jocovic M. Multiple malignant skin melanoma. *Aspirações e Inovações em Medicina,* Belgrado, 1986.

Dzoljic E, Varagic V. Os efeitos dos inibidores da encefalinase na resposta hipertensiva à fisostigmina no rato. *Reunião da Sociedade Farmacológica Sérvia e Sessão do Conselho Científico do Instituto de Investigação Médica,* Belgrado, 1987.

Varagic V, Dzoljic E. The effects of enkephalinase inliibitors on the hypertensive response to physostigmine in rat. *Aspirações e Inovações em Medicina,* Belgrado, 1987.

Varagic V, Stojanovic V, Dzoljic E, The effects of enkephalinase and enkephalinase inliibitors on the central cholinergic mechanism participating in the peripheral adrenergic activation. *Peptide and Amino Acid Transport Mechanism in the Central Nervous System,* Belgrado, 1987,

Dzoljic E, Dzoljic MR. A ibogaína atenua alguns dos sintomas de abstinência de opiáceos. *14^h Congresso da Sociedade Jugoslava de Farmacologia e Fisiologia,* Neum, 1988.

Dzoljic E, Dzoljic MR. The effects of endogenous opioid peptides on the opiate withdrawal syndrome. *Aspirações e Inovações em Medicina,* Belgrado, 1989.

Dzoljic E, Bogdanovic A, Antonijevic N. Lesion of the abducens as the first manifestation of multiple myeloma. *3rd Congress of Yugoslav Neurologists and 1st Congress of Yugoslav Association of Neuroscience,* Belgrado, 1993.

Dzoljic E, Jankovic S, Stojsavljevic N, Drulovic J, Sokic D, Levic Z. Manifestação clínica invulgar de deficiência de vitamina B$_{)2}$. *3rd Congress of Yugoslav Neurologists and P' Congress of Yugoslav Association of Neuroscience,* Belgrade, 1993,

Dzoljic E, Jankovic S, Trikic R, Levic Z. Início precoce de ataxia cerebelosa com reflexos musculares preservados e hereditariedade autossómica dominante. *3rd Congress of Yugoslav Neurologists and P^l Congress of Yugoslav Association of Neuroscience,* Belgrado, 1993.

Dzoljic E, Varagic V, Dzoljic MR, Levic Z. Central effects of endogenous opioid peptides. *3rd Congress of Yugoslav Neurologists and P* Congress of Yugoslav Association of Neuroscience,* Belgrade, 1993.

Sokic D, Dzoljic E, Mojsilovic B, Pokrajac M, Levic Z. Função respiratória, estado de consciência e toxicidade na aplicação intravenosa de fenobarbitona. *3^{fd} Congress of Yugoslav Neurologists and P' Congress of Yugoslav Association of Neuroscience,* Belgrado, 1993.

Levic Z, Micic J, Drulovic J, Sokic D, Stojsavljevic N, Dzoljic E, Jankovic S. Influência da aplicação de curta duração de doses elevadas de metilprednisolona no eixo hipotálamo-hipófise-adrenal em doentes com esclerose múltipla. *3rd Congress of Yugoslav Neurologists and P^l Congress of Yugoslav Association of Neuroscience,* Belgrado, 1993.

Dzoljic E, Petkovic-Medved B, Ribaric-Jankes K. O papel da electronistagmografia na localização de lesões do sexto nervo craniano. *5^{,h} Congresso Jugoslavo de Neurofisiologia Clínica e Eletroencefalografia, 14th Simpósio Jugoslavo de Epilepsia,* Belgrado, 1993.

Dzoljic E, Dzoljic MR. 5-HTi-agonists and opioid withdrawal syndrome. *5th Congresso Jugoslavo de Neurofisiologia Clínica e Eletroencefalografia, 14ª Simpósio Jugoslavo de Epilepsia,* Belgrado, 1993.

Jovanovic Z, Icanovic H, Vidakovic Z, Dzoljic E. Exame neurofisiológico em doentes com enxaqueca. *Simpósio da Sociedade Jugoslava de Cefaleias,* Novi Sad, 1994.

Jovanovic Z, Icanovic H, Vidakovic Z, Dzoljic E. Cefaleias sintomáticas: etiologia e patogénese. *Simpósio da Sociedade Jugoslava de Cefaleias,* Novi Sad, 1994.

Dzoljic E, Dzamic Z, Ribaric-Jankes K. Smooth pursuit test as a neurological diagnostic procedure. *2nd Congress of Yugoslav Association of Neuroscience,* Milocer, 1995.

Dzoljic E, de Vries R, Dzoljic MR. Anticonvulsant effect of new and potent inliibitors of neuronal nitric oxide synthase. *lP^h Yugoslav Congress of Pharmacology,* Igalo, 1996.

Ach	acetylcholine
ACE	angiotensin-converting enzyme
ADMA	asymmetric N^G-dimethylarginine
L-Arg	L-arginine
ASP	aspartate
BF	basal forebrain
3-Br-7-NI	3-bromo 7-nitro indazole
CBF	cerebral blood flow
CNS	central nervous system
cGMP	cyclic guanosine 3',5' monophosphate
CVR	cerebro-vascular resistance
DA	dopamine
DMSO	dimethyl sulfoxide
EAA	excitatory amino acid
EEG	electroencephalogram
EMG	electromyogram
GABA	gama-aminobutyric acid
GLU	glutamate
H4B	tetrahydrobiopterin
5-HT	5-hydroxytryptamine, serotonin
L-Arg	L-arginine
LPS	lipopolysaharide
LTP	long term potentiation
LTD	long term depression
NA	noradrenaline
NANC	non adrenergic non cholinergic
NADPH-d	nicotine amide dinucleotide phosphate diaphorase
7-NI	7-nitro indazole
L-NMMA	$L-N^G$-mono-methyl-L-arginine
NMDA	N-methyl-D-aspartate
NO	nitric oxide
L-NOARG	N^G-nitro-L-arginine
NOS	nitric oxide synthase
c-NOS	constitutive nitric oxide synthase
e-NOS	endothelial nitric oxide synthase
i-NOS	inducible nitric oxide synthase
n-NOS	neuronal nitric oxide synthase
REM	rapid eye movement
RSA	rhythmic slow activity
PNS	peripheral nervous system
TRIM	1-(2-trifluoromethylphenyl)imidazole
S-Me-TC	S-methyl-L-thiocitrulline
SWS	slow wave sleep

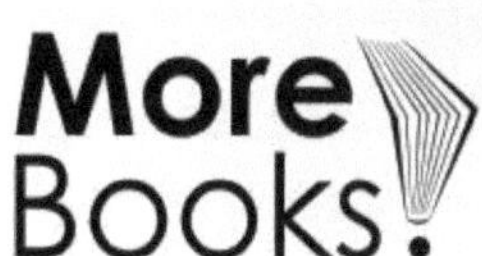

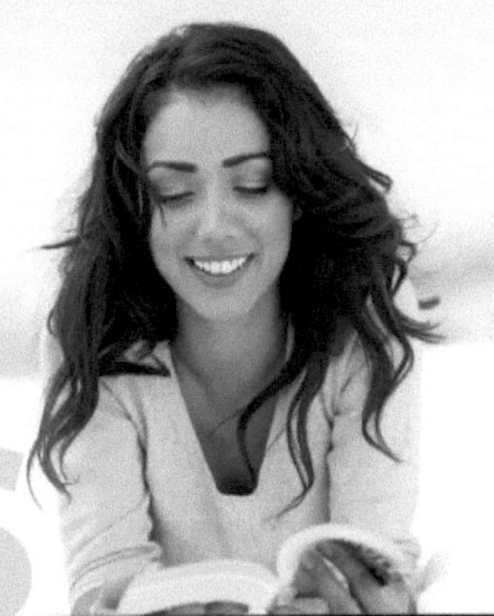

Buy your books fast and straightforward online - at one of world's fastest growing online book stores! Environmentally sound due to Print-on-Demand technologies.

Buy your books online at
www.morebooks.shop

Compre os seus livros mais rápido e diretamente na internet, em uma das livrarias on-line com o maior crescimento no mundo! Produção que protege o meio ambiente através das tecnologias de impressão sob demanda.

Compre os seus livros on-line em
www.morebooks.shop

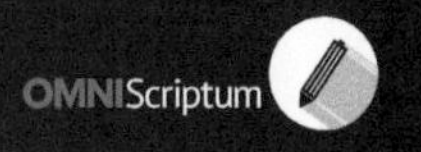

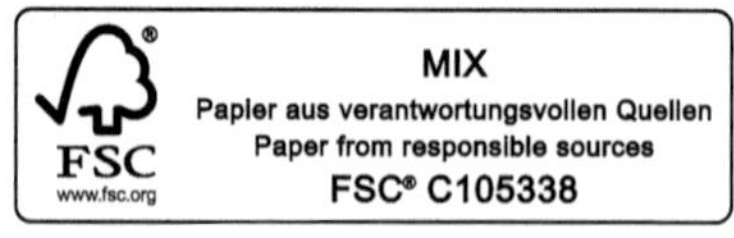

Printed by Books on Demand GmbH, Norderstedt / Germany